MÉMOIRES

DE

MÉDECINE

ET DE

CHIRURGIE

PAR

Le Dʳ L. GIRERD

RÉDACTEUR EN CHEF DU « SIÈCLE MÉDICAL »
EX-CHIRURGIEN DE L'HOPITAL TEMPORAIRE DE BEYLERBEY
MÉDECIN DE L'HOPITAL INTERNATIONAL DE PANCALDY
MEMBRE CORRESPONDANT DE L'ACADÉMIE DE MÉDECINE ET DE CHIRURGIE
DE NAPLES, DE CELLE DE CONSTANTINOPLE, ETC.

TOME I

PARIS

AUX BUREAUX DU *SIÈCLE MÉDICAL*
71, RUE DE RENNES, 71

1881

MÉMOIRES

DE

MÉDECINE ET DE CHIRURGIE

I

MÉMOIRES

DE

MÉDECINE

ET DE

CHIRURGIE

PAR

Le Dr L. GIRERD

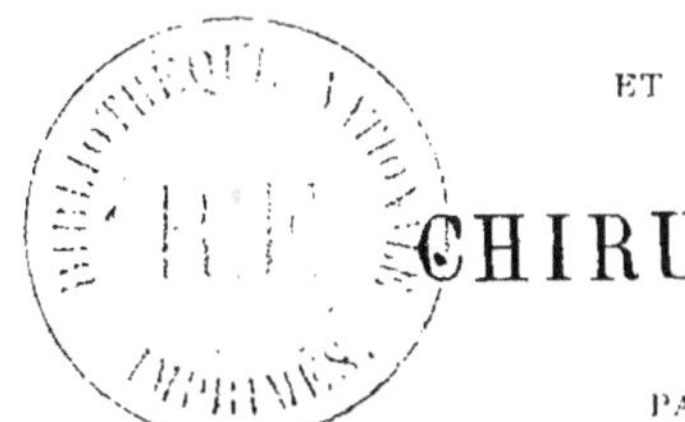

RÉDACTEUR EN CHEF DU « SIÈCLE MÉDICAL »
EX-CHIRURGIEN DE L'HOPITAL TEMPORAIRE DE BEYLERBEY
MÉDECIN DE L'HOPITAL INTERNATIONAL DE PANCALDY
MEMBRE CORRESPONDANT DE L'ACADÉMIE DE MÉDECINE ET DE CHIRURGIE
DE NAPLES, DE CELLE DE CONSTANTINOPLE, ETC.

TOME I

PARIS

AUX BUREAUX DU *SIÈCLE MÉDICAL*
71, RUE DE RENNES, 71

1881

ÉTUDE

SUR LES

PANSEMENTS A L'ACIDE SALICYLIQUE

———

On a reproché à l'acide phénique de graves inconvénients, tels que l'irritation qu'il produit quand on l'emploie à haute dose, sa grande volatilité, qui empêche l'accumulation dans le pansement d'une quantité suffisante de désinfectant, et enfin son odeur désagréable.

Alors on a cherché à le remplacer par une autre substance active, l'acide salicylique, que M. Kolbe venait de réussir à préparer d'une façon peu coûteuse par la synthèse des acides phénique et carbonique.

Thiersch a introduit le premier l'acide salicylique dans la pratique chirurgicale, et ses observations ont été publiées dans une brochure remplie de détails du plus haut intérêt. (*Observations cliniques sur le traitement antiseptique de Lister et sur le remplacement de l'acide phénique par l'acide salicylique.* (Leipzig, mars 1875.)

Thiersch constate d'abord que le sang, le pus et autres sécrétions traumatiques, mélangés à cet acide, ne subissent aucune altération putride, et qu'il suffit d'une solution à 1 pour 300 pour prévenir cette décomposition. Toutefois, le sang subit une précipitation et une altération de sa couleur naturelle ; il devient d'un violet sale, ce qui est dû probablement à ce qu'il contient du fer. L'albumine du pus est précipitée en plus forte proportion par l'acide salicylique que par l'acide phénique ;

les plaies récentes, non plus que les surfaces bourgeonneuses, ne subissent aucune irritation par l'emploi de la solution salicylique ; il se forme dans ces cas , il est vrai, une couche d'albuminate, mais le tissu inodulaire reste intact ; enfin, cet acide traverse l'organisme sans exercer sur lui d'influence toxique.

En présence de ces faits, Thiersch commença à employer l'acide salicylique méthodiquement , comme l'acide phénique, d'après les principes de Lister. Il a imaginé trois variétés de pansements : 1° le pansement salicylique sec ; 2° le pansement humide avec l'irrigation ; 3° le pansement à découvert en y joignant l'irrigation. Il donne des indications très précises pour chaque espèce de pansement, avec une casuistique très étendue. En résumé, les résultats ont été des plus heureux et l'acide salicylique a été introduit par la suite dans la clinique obstétricale de Leipzig. On s'en sert exclusivement à la place de l'acide phénique pour la désinfection des mains, pour les douches vaginales, pour le pansement des ulcères puerpéraux, soit sous forme de solution à 1 pour 300 ou 1 pour 900, soit sous forme de poudre à 1 d'acide salicylique pour 5 d'amidon.

Dans le premier de ses procédés, Thiersch procède comme Lister, mais, au lieu de la solution phéniquée, il se sert de ia solution salicylique pour faire le *spray*, pour laver les éponges, les drains, les instruments, les mains du chirurgien et des aides.

Nous avons fait nous-même un très grand usage de ce mode de pansement, et nous pouvons en parler également d'après notre propre expérience.

Dans la pratique du pansement sec, on applique directement sur la plaie une première couche, au moins épaisse comme la main, de ouate salicylée à 10 p. 100 puis une seconde couche, et mieux encore une troisième à 4 p. 100, qu'on recouvre ensuite d'une feuille de guttapercha laminée, en maintenant le tout avec des bandes de gaze antiseptique.

Si on veut éviter de la façon la plus absolue toute espèce d'irritation de la plaie, on place directement sur elle un morceau de protective ou de gutta-percha laminée, préalablemement lavé dans la solution salicylique et qui ne doit pas dépasser les bords de plus d'un centimètre.

On peut encore éviter le contact de la ouate, dont les fibrilles adhèrent, s'incrustent pour ainsi dire dans les bourgeons charnus, en appliquant tout d'abord un morceau de gaze ou de mousseline hygroscopique imbibé de solution salicylique avec le salicylwate par-dessus, comme il vient d'être dit.

Enfin, si les plaies sont anciennes ou envahies de produits septiques, on peut les modifier en les remplissant d'acide salicylique en poudre, qu'on recouvre d'une couche de ouate ou simplement d'une compresse.

Ces pansements se renouvellent rarement; on peut les laisser en place de quatre à cinq jours, même huit; s'ils se trouvent traversés en un point quelconque par les liquides de la plaie, on doit ajouter immédiatement une nouvelle couche de ouate.

Dans ces cas, on se sert de tubes à drainage, comme dans le pansement de Lister, et quand il s'agit de renouveler le pansement, on ne doit négliger aucune des précautions prises au début : pulvérisations, lavages, etc., sans oublier que les drains eux-mêmes doivent être lavés dans la solution salicylique, si on a jugé bon de les retirer.

On peut encore se servir du pansement humide d'après la méthode de balnéation continue de Lefort, si la plaie se trouve enflammée, si les bords en sont tuméfiés; il consiste dans l'application de mousseline hygroscopique pliée en plusieurs doubles, ou de salicylwate, imbibés de la solution salicylique et enveloppés d'une étoffe imperméable.

L'immersion a aussi produit de bons effets pour les plaies des extrémités.

Il est bon, toutefois, de remarquer que les pansements humides ne doivent pas être employés d'une façon exclusive, mais qu'on doit les regarder plutôt comme compléments du pansement sec et pour obéir à certaines indications spéciales.

Nous avions adopté ces pansements qui nous ont rendu de vrais services, à cause de l'impossibilité où nous

nous trouvions de généraliser l'emploi du pansement de Lister; il avait pour nous, sur ce dernier, l'avantage d'offrir une économie de temps et d'aides, à cause de sa simplicité et de sa rapide application. Puis, son action antiseptique de plus longue durée, sa parfaite adaptation aux parties voisines de la plaie, tout cela nous semblait une sécurité pour des blessés turbulents, et il est applicable, enfin, dans bien des cas où celui de Lister ne l'est pas.

Il faut reconnaître cependant qu'il lui est inférieur, mais qu'il est incontestablement plus pratique dans la chirurgie de guerre, dans les campagnes, où on n'a pas en nombre suffisant les aides et les objets.

L'exemple suivant, dans lequel nous avons employé ce pansement, mérite d'être rapporté, surtout à cause du genre de lésion : les luxations de métatarsiens sont en effet fort rares.

OBS. I. — *Fracture compliquée de l'avant-bras. — Fracture compliquée du cinquième métatarsien, luxation du quatrième métatarsien sur le cuboïde. — Résection. — Pansement à l'acide salicylique.*

Ce blessé était un irrégulier de l'armée de Réouf-Pacha qu'on évacuait sur notre hôpital pour une fracture compliquée de l'avant-bras, par coup de feu.

Mais sa feuille ne mentionnait pas une lésion du pied droit, assez grave pour l'empêcher de mettre pied à terre, lésion qu'il avait reçue en route.

D'après lui, en s'embarquant à Varna, il glissa en passant de la barque sur l'échelle du transport de l'état, son pied se trouva pris entre deux planches qui le contusionnèrent; il ressentit un craquement et une violente douleur qui persista plusieurs heures, et depuis ce moment, il ne put s'appuyer sur ce pied.

Il ne reçut aucun soin sur le bateau. A notre première visite, nous constatons qu'il porte une fracture compliquée de l'union du tiers moyen au tiers inférieur de l'avant-bras gauche; que le pied droit est le siège d'un gonflement anormal dans sa moitié externe, et surtout au niveau de l'articulation tibio-tarsienne.

Sur le bord externe, au niveau de la partie moyenne du cinquième métatarsien, siège une petite plaie contuse de la grandeur d'une pièce de deux francs qui complique une fracture de l'os dont le fragment fait une saillie de un centimètre environ.

La plaie a mauvais aspect et fournit une suppuration fétide, ses bords sont œdémateux.

La plaie de l'avant-bras est recouverte d'oakum (étoupe goudronnée), et n'a reçu aucun pansement depuis 10 jours; elle est horriblement sale, sans cependant avoir trop mauvais aspect au point de vue du processus de réparation.

Après l'avoir bien nettoyée, ainsi que les surfaces environnantes, nous désinfectons le foyer de la fracture en y injectant de l'eau salicylique alcoolisée avec un irrigateur; quelques esquilles sont retirées, deux drains placés au fond de la plaie et coupés au niveau de la peau.

Ensuite nous appliquons une couche de mousseline imbibée de solution salicylique, et par-dessus une épaisse couche de salicylwate dont nous nous servons également pour matelasser la gouttière de Volkmann dans laquelle le membre est immobilisé.

Pour en terminer avec le bras, ajoutons seulement que le pansement fut renouvelé tous les deux jours d'abord, puis, que la suppuration se tarissant, nous avons appliqué un pansement de Guérin qui ne fut renouvelé qu'une fois avant la cicatrisation de la plaie et la consolidation de la fracture.

Du côté du pied, nous nous trouvons en présence d'un gonflement inflammatoire et d'une plaie septique compliquant la fracture qu'il est indiqué de réduire; toutefois, le fragment saillant étant dénudé de son périoste et menacé de nécrose, nous le réséquons d'un coup de scie après des lavages antiseptiques de la plaie et de tout le pied.

La fracture une fois réduite, nous rectifions une erreur de diagnostic contre laquelle nous ne nous étions pas mis en garde : il existait, en effet, sur la face dorsale du pied, une saillie correspondante à la tête du quatrième métatarsien que nous avons attribuée à une luxation de cet os sur le cuboïde, et que de prime abord nous n'avions pas remarquée.

Devant cette complication, nous faisons quelques vaines tentatives de réduction que nous devons abandonner à cause des douleurs qu'elles causent au malade.

Nous garnissons d'acide salicylique la plaie de fracture du cinquième métatarsien, et nous appliquons au-dessus une couche de lint imbibé de la solution salicylée ; enfin, par-dessus ce pansement, nous adaptons un appareil à réfrigération continue du Dr Petitgand (1).

Cet appareil qui est fort peu répandu en France, mérite d'être décrit.

Avec un tube en caoutchouc vulcanisé, de plusieurs mètres de long, dont les parois sont assez résistantes, d'un centimètre de diamètre sur deux millimètres d'épaisseur, M. Petitgand entoure les parties lésées à la suite de fractures, de luxation, etc.; le tube doit faire huit à dix fois le tour du membre ; une des extrémités du tube, munie d'un poids, plonge dans un baquet d'eau froide, l'autre pourvue d'un petit robinet, aboutit à un vase de même dimension que le premier. Une fois la partie malade recouverte par les enroulements du tube, on amorce cette espèce de syphon en faisant le vide à une des extrémités, soit avec une seringue, soit plus simplement en aspirant avec la bouche ; bientôt le liquide s'écoule par le robinet plus ou moins ouvert, suivant la quantité de calorique qu'il faut soustraire à la partie.

Quand, par le fait du courant établi, un des vases est vide, le malade, sans le secours d'aucun aide, lui substitue le baquet plein, et cela avec d'autant plus de facilité

1. La description de cet appareil a été faite par l'auteur, dans le Recueil des mémoires de médecine militaire (année 1867). Il est très usité à l'étranger.

On la trouve encore dans le Traité de chirurgie d'armée du professeur Esmarch, mais sans indication d'origine, cela va sans dire. M. Galante en fabrique spécialement pour chaque région ; il fixe les tubes sur une lame de caoutchouc.

que le système entier peut être placé sur un banc parallèlement au bord du lit (1).

On peut facilement appliquer cet appareil sur un pansement sec, comme dans notre cas, par exemple.

Mais revenons à notre blessé : ce traitement fut suivi durant deux jours et le pansement renouvelé une fois ; après quoi, l'état local s'étant amélioré, nous avons essayé de réduire par la méthode de glissement en repoussant la tête luxée avec les deux pouces, les autres doigts des mains prenant un point d'appui sur la face plantaire du pied.

Ces tentatives ne furent pas plus heureuses que les premières.

Alors, nous avons opéré la résection de la tête articulaire, par une incision linéaire, à l'aide des pinces de Liston, puis la plaie fut bien nettoyée avec la solution salicylique, et réunie par trois points de suture au catgut, après l'application d'un petit drain au niveau de l'articulation.

Pansement sec au salicylwate. Il ne fut renouvelé que le quatrième jour. Les lèvres de la plaie etaient réunies partout ; le drain n'avait fourni que quelques gouttes de pus et ne fut pas replacé.

Le second pansement fut fait le huitième jour, et la guérison de cette petite opération se trouvait complète.

Seule, la plaie du cinquième métatarsien fut plus longue à se cicatriser, mais la guérison eut lieu sans encombre à l'aide de ces pansements secs, renouvelés tous les sept ou huit jours.

Nous devons ajouter que, dans le pansement sec, nous avons constaté des résultats d'autant plus favorables que nous augmentions davantage l'épaisseur et l'étendue de la couche de ouate, nous rapprochant ainsi de la méthode d'A. Guérin, avec laquelle il a tant de rapports, malgré le mutisme des auteurs allemands à ce sujet.

Sur les plaies de mauvaise nature, l'acide salicylique en poudre nous a fourni, comme à Thiersch, de forts

---

1. V. De l'emploi des tubes de drainage pour pratiquer l'irrigation continue.   (Dr Rizet, 1862).

beaux résultats, et nous l'avons heureusement utilisé contre la pourriture d'hôpital.

En général, c'est à la forme pulpeuse que nous avons eu affaire ; elle s'est annoncée par la douleur et la tuméfaction considérable des plaies, avec réaction fébrile chez la plupart des malades, sans symptômes généraux chez quelques-uns.

Des plaies souvent insignifiantes dégénéraient rapidement en un tissu encéphaloïde et grisâtre, fournissant une suppuration abondante, exhalant une odeur fétide *sui generis*, refoulant la peau en dehors par des mouvements d'expansion morbide du tissu inodulaire, d'où il résultait de vastes décollements, de larges clapiers qu'il fallait mettre à jour, quelquefois, par d'énormes incisions.

Dans quelques cas, nous nous sommes trouvé en présence de la forme ulcéreuse. Tandis que la variété précédente a pour signes pathognomoniques la tuméfaction considérable des tissus qui se désorganisent rapidement et profondément, dégénérant, comme nous venons de dire, en matière pultacée, grisâtre, sanieuse, la forme ulcéreuse est toujours limitée à un ou plusieurs points de la circonférence des plaies, dont la désorganisation est loin d'être si rapide, de même qu'elle cède beaucoup plus facilement aux agents modificateurs employés pour la combattre.

Elle apparaît sous l'aspect d'une ulcération grisâtre, superficielle, tantôt arrondie, tantôt irrégulière, qui s'étend en surface plutôt qu'en profondeur, sur des plaies de bonne nature dont elle aurait bientôt compromis la marche, si l'on ne surveillait attentivement ce mode de transformation pour y apporter rapidement un remède énergique.

Dans l'une et l'autre de ces formes, nous nous sommes également bien trouvé de l'emploi de l'acide salicylique.

Pour mieux faire apprécier la valeur du pansement salicylique, nous relaterons en traits rapides quelques-uns des cas où nous l'avons utilisé heureusement :

Obs. II. — Un blessé a reçu un coup de feu à la face dorsale du tiers inférieur de l'avant-bras. La plaie est envahie par la gangrène nosocomiale , qui cause de grands ravages sur toutes les parties environnantes. Le ligament du carpe est détruit, les tendons à nu, quelques-uns détruits aussi, le radius est dénudé et le carpe n'offre plus qu'une vaste surface remplie de pourriture ; il est matériellement impossible de juger de l'état des parties. Enfin, toute la main et l'avant-bras sont œdématisés. L'amputation paraît inévitable. Cependant, nous ordonnons un bain antiseptique dans de l'eau salicylique pour toute la journée, et le soir l'interne applique le pansement indiqué : couche épaisse d'acide salicylique pur, puis un léger pansement de Guérin au salicylwate sur la main et l'avant-bras.

La nuit est meilleure ; le lendemain, l'état général s'est amélioré à tel point que nous ne touchons pas au pansement, qui n'est renouvelé que le troisième jour. La ouate est à peine humectée par les sécrétions de la plaie. Nous trouvons que la poudre a formé, avec les détritus de la plaie, une sorte de croûte qu'on peut enlever par larges plaques avec la spatule, laissant à nu une surface sèche et rouge bien détergée.

Une nouvelle et dernière couche de poudre est appliquée ; une fois maître de la pourriture d'hôpital, nous nous contentons d'un pansement de Guérin , grâce auquel le malade conserve son membre ankylosé, mais intact.

Obs. III. — Un sous-officier de l'armée d'Osman-pacha reçoit un coup de feu à Plewna, pendant la défense de ce camp retranché.

Il reste plusieurs jours dans les casemates, où les chirurgiens ne peuvent toujours venir pour soigner les blessés ; l'évacuation est ensuite pénible. A son entrée dans notre service, nous constatons que, par la partie postérieure et supérieure du bras, la balle s'est fait issue au niveau de l'insertion inférieure du deltoïde, qui paraît avoir disparu. Plaie postérieure : longueur 9 centim., largeur 7 centim. ; plaie antérieure : 6 centim. de diamètre. Les deux plaies communiquent par une large ouverture et sont envahies toutes deux par la pourriture d'hôpital à forme pulpeuse grave.

Nous pratiquons des incisions pour atteindre jusqu'au mal, puis les lambeaux et les anfractuosités de la plaie sont bourrés d'acide salicylique en poudre, mélangé à parties égales de plâtre fin ; par-dessus, plusieurs couches de salicylwate à 10 p. 100 d'abord, puis à 5 p. 100, recouvertes d'une large feuille de gutta-percha.

Même pansement pendant huit jours, au bout desquels la plaie devint suffisamment aseptique pour pouvoir être traitée par le pansement de Guérin.

Obs. IV. — Nos exemples pourraient être ainsi multipliés, mais nous conclurons par une observation personnelle.

En pansant une fracture atteinte de la pourriture, une esquille nous fit une petite écorchure à l'extrémité du médius gauche. Nous n'avions pas pris garde à cet accident, quand, le troisième jour, la fièvre s'alluma, le doigt s'œdématisa et il fallut inciser les parties molles de la phalange qui se trouvaient le siège de ce travail phlegmonneux.

Mais la plaie grandissait, malgré un pansement avec une forte solution d'acide phénique, et, dès le troisième jour, les progrès étaient tels que nos collègues et nous-même nous songions à l'amputation des deux premières phalanges.

Pourtant nous essayâmes encore de modifier ces surfaces en les recouvrant d'une épaisse couche d'une pâte semi-liquide d'acide salicylique, délayé dans l'alcool camphré, par-dessus laquelle nous appliquâmes de la ouate salicylique recouverte de makintosch.

Au moment de l'application, la douleur fut à peu près nulle ; la journée fut meilleure et les douleurs lancinantes ressenties jusqu'alors se calmèrent ; la fièvre céda, la plaie se détergea rapidement.

Ce pansement fut renouvelé trois fois. A la dernière application, les douleurs devinrent très vives et nous les attribuâmes à l'alcool ; aussi nous contentâmes-nous de replacer de la poudre d'acide salicylique pure.

Les douleurs n'en furent pas moins fortes, mais changèrent de nature : elles se traduisirent par une sorte de

picotement lancinant qui engourdissait tout l'avant-bras
et était si agaçant, que nous dûmes remplacer l'acide
salicylique par du lint boraté.

Comme nous le voyons, l'acide salicylique a eu pour
effet constant d'apporter une amélioration immédiate
dans l'état des surfaces atteintes de cette modification
septique, en les convertissant en plaies de bonne nature.
Dans toutes nos observations, nous voyons qu'à la levée
du premier pansement la plaie est recouverte d'une sorte
de croûte épaisse, grisâtre, non adhérente, friable, qui
tient la place des détritus pulpeux de la pourriture d'hôpital et s'enlève tout d'une pièce, laissant à nu une plaie
sèche et plus ou moins parfaitement détergée. Ce magma
est formé par le tissu inodulaire que la gangrène a détruit
et par la coagulation complète de l'albumine du pus.

En résumé, pour les plaies de mauvaise nature, la dé-
tersion est rapide et sûre, à cause de la longue durée de
l'action antiseptique de l'acide salicylique et de son innocuité absolue.

C'est cette dernière qualité qui le recommande surtout de préférence à l'acide phénique; il n'est pas toxique
comme ce dernier, en effet, ce qui est à considérer dans
la chirurgie des enfants, qui sont plus spécialement dis-
posés à cet empoisonnement, de même que pour certaines
opérations, sur les séreuses, par exemple, qui sont plus
susceptibles à l'égard de l'acide phénique.

Enfin, on devra toujours le préférer dans les plaies
étendues et infectes, où il faut employer de grandes
quantités et de fortes doses.

Pour abaisser le prix de son pansement type, Thiersch
a voulu remplacer le salicylwate par le *jute salicylique*.
(Le *jute* est une sorte de filasse qu'on retire du *corcho-
rus capsularis* et qu'on importe du Bengale pour fabri-
quer des objets de sparterie.) Son bon marché est un
avantage incontestable.

Nussbaüm le préfère à la ouate de même nature, alors
que Thiersch lui-même l'a presque complètement abandonné.

Dans nos essais, nous avons trouvé du pour et du
contre.

Le *jute salicylique* est certainement plus désagréable à employer que le salicylwate, parce qu'il laisse dégager une plus grande quantité de poussière salicylique qui provoque des éternuements et une toux très fatigante pour le chirurgien.

Mais nous pensons qu'à la place de la glycérine qui sert à fixer l'acide, on pourrait trouver un corps qui remplisse mieux ce but. Il est également prouvé qu'il offre moins de cohésion et de finesse que la ouate et que, par suite, il demande à être appliqué sur une plus grande épaisseur; son élasticité aussi est moins grande.

Pourtant, s'il a ces sérieux inconvénients, il serait injuste de lui dénier l'avantage qu'il offre de s'imbiber plus facilement des sécrétions de la plaie autour de laquelle il maintient la siccité, condition importante pour la guérison. Lister a beaucoup insisté sur cette nécessité de distribuer parfaitement les sécrétions dans toutes les parties de la gaze antiseptique qui les désinfecte.

Or, on voit la ouate rester sèche autour d'une flaque de pus.

En définitive, nous trouvons le salicylwate préférable, à cause surtout de sa plus grande finesse et de sa plus grande élasticité.

Le pansement au salicyljute se fait comme celui à la ouate, déjà décrit. Seulement, le jute à 4 p. 100 suffit pour les cas ordinaires, et il est inutile d'en appliquer comme pour la ouate, à 10 p. 100.

Dans un but économique, comme l'a fait en Italie M. le Dr Minich, on pourrait remplacer le jute par de l'étoupe de chanvre de lin.

OSTÉOCLASIE & OSTÉOTOMIE

APPAREIL DE RIZZOLI

Du traitement préventif des déformations du bassin chez les jeunes filles coxalgiques, par la fracture de la cuisse saine.

———

Paraphrasant un mot attribué, à tort ou à raison, à Malgaigne, je puis dire, en toute sincérité, que dans le service du professeur Gallozzi, à la clinique chirurgicale de l'hôpital de *Gesù e Maria*, à Naples, j'ai vu beaucoup de bon et de nouveau, et, ce qui est encore mieux, que ce qui était nouveau était bon, et réciproquement. Je puise dans le tas en citant sa méthode de traitement des hémorroïdes, son procédé opératoire pour la taille, l'application qu'il a faite de l'électrolyse au traitement des kystes hydatides du foie et des courants constants à la cure des anévrysmes, etc., etc.

M. Gallozzi n'est pas seulement un habile opérateur, c'est aussi un savant très au courant de la science et qui ne refuse jamais, dans sa clinique, l'hospitalité à ce qu'il trouve bon, de quelque part que cela lui vienne.

Le professeur Gallozzi a été l'un des premiers à faire adopter et à faire connaître la méthode antiseptique en Italie, et il en a, comme tous ceux qui l'ont appliquée rigoureusement, et l'esprit dégagé de toute opinion préconçue, obtenu les plus excellents résultats. C'est ainsi qu'il vient d'opérer avec succès une désarticulation de la hanche, et successivement 9 amputations de cuisse avec un seul cas de mort, les autres ayant guéri dans un espace de temps variant de dix à vingt jours. Mais j'en reparlerai une autre fois plus en détail. Je voulais seulement noter dès à présent que c'est un *Listerien* convaincu, et qu'il reporte les beaux succès qu'il obtient sur ses opérés à l'excellence de la méthode de pansement. C'est au point, me disait-il hier encore, que depuis que je la mets en pratique, on ne fait presque plus d'autopsies dans mon service. Pendant quelque temps il a employé le pansement d'Alp. Guérin, pour donner ensuite la préférence au Lister, en partie pour des raisons financières, car, en général, les hôpitaux ne sont pas riches en Italie, et il est nécessaire de compter.

L'un des grands reproches qu'on adresse chaque jour à la méthode antiseptique, c'est d'avoir entraîné les chirurgiens à entreprendre trop souvent des opérations sanglantes auxquelles ils n'auraient pas songé sans elle, et comme l'a très justement fait remarquer Nussbaüm, c'est assurément là le plus bel éloge qu'on puisse faire de cette méthode. C'est ainsi, par exemple, qu'en Allemagne, un grand nombre de chirurgiens ont à peu près abandonné l'ostéoclasie pour l'ostéotomie, parce qu'ils considèrent qu'une plaie ouverte, pansée antiseptiquement n'offre pas plus de gravité qu'une plaie sous-cutanée. M. Gallozzi pense absolument ainsi, et il traite en général les incurvations rachitiques par la résection d'un fragment cunéiforme de l'os incurvé. J'ai dit généralement, car il emploie dans certains cas l'ostéotomie, qu'il pratique alors avec l'appareil de Rizzoli perfectionné.

J'ai observé un malade ainsi traité et dont la jambe est maintenant dans un appareil contentif.

On sait que l'appareil de Rizzoli se compose de deux anneaux d'acier bien rembourrés, dans lesquels on passe la jambe, et qu'on fixe à des points convenables de chaque côté de l'endroit sur lequel doit porter la fracture. Ces anneaux sont fixés à une tige d'acier horizontale en forme de fléau de balance, qui est traversée à sa partie moyenne par une longue vis dont l'extrémité externe se termine par une poignée et l'autre par un coussin mobile, en forme de croissant, qu'on applique sur le point du membre où l'os doit être fracturé. Tel est l'appareil primitif. Mais il a été perfectionné par Rizzoli lui-même, qui a fait adapter à chaque extrémité du fléau un dynamomètre en ressort à boudin, à la tige centrale duquel est fixé le crochet qui porte les grands anneaux externes. On peut ainsi graduer la force déployée.

Le professeur Gallozzi se loue beaucoup de cet appareil qu'il a appliqué un grand nombre de fois, sans avoir jamais observé d'accidents, à la condition d'opérer vite pour éviter toute contusion des parties molles. En le faisant manœuvrer sous mes yeux, l'illustre professeur me citait une application curieuse qui en a été faite pour la première fois par l'inventeur lui-même. Il s'agissait d'une jeune fille qui, à la suite d'une coxalgie et d'une luxation spontanée consécutive, avait un raccourcissement très considérable auquel on était venu le prier de remédier. En prévision des déformations que ce raccourcissement ferait subir au bassin, et des dangers que ces déformations pourraient faire courir à la jeune fille en cas d'enfantement, le savant professeur de Bologne pensa qu'on devait chercher à prévenir ces accidents par une intervention chirurgicale. Mais, comment intervenir ?

A ce moment il était impossible de réduire la luxation, seul moyen de rendre au membre sa longueur primitive. Il pensa alors que, si on ne pouvait allonger ce membre, il était moins difficile de raccourcir l'autre en le fracturant, et il proposa cette opération à la famille qui accepta. Il produisit donc avec son appareil une fracture du fémur à son tiers inférieur, laissa chevaucher les fragments et plaça le membre dans un appareil, de façon à obtenir sur lui, après consolidation, un raccourcissement égal à celui de son congénère. Le succès couronna sa tentative. M. Gallozzi approuve cette conduite sans restriction aucune.

AMPUTATION DE LA LANGUE

Par la Méthode intra-buccale

AVEC L'ANSE GALVANO-CAUSTIQUE

Pendant que notre mémoire est encore fraîche, nous allons sauter par-dessus toutes les notes que nous avions classées, pour décrire une opération d'amputation de la langue par l'anse galvano-caustique, à laquelle nous venons d'assister.

Il s'agissait d'un homme de soixante ans environ, atteint d'une tumeur maligne de la langue. Cet homme avait la malheureuse habitude de fumer et même de mâcher du tabac, de sorte que, lorsqu'il ne fumait pas, il avait toujours dans la bouche sa *chique*, qu'il tenait invariablement du côté gauche de la joue. Les dents molaires de ce côté commencèrent par disparaître, puis, il y a six mois, le malade observa que le jus du tabac le brûlait ; survint ensuite une légère ulcération sur un petit bouton, et des douleurs lancinantes se manifestèrent. Depuis lors, le bouton est devenu une tumeur, l'ulcère s'est agrandi, et les douleurs sont intolérables ; la maladie a fait de rapides progrès. A l'heure actuelle voici ce que nous observons : Sur le bord latéral gauche de la langue est un ulcère fongueux, qui repose sur un plan induré et fortement tuméfié, et d'où s'écoule un ichor fétide ; de là partent des nodosités qui ont envahi les tissus sains, ne respectant que la base de la langue, un coin de sa partie latérale droite et le plancher de la bouche. Fort heureusement les ganglions ne sont pas encore envahis.

La nature du néoplasme n'est pas à discuter, non plus que le traitement, puisque la tumeur peut encore être facilement isolée des tissus sains et que les ganglions ont été respectés.

L'amputation de la langue est donc faite en notre présence, le 25 juillet 1880, avec l'anse galvano-caustique. C'est là, comme nous le verrons motiver plus loin, le mode que M. Gallozzi tient pour le meilleur dans la pratique de cette opération. On emploie la pile de Corradi au bichromate de potasse, dont les éléments, zinc et charbon, sont réunis en surface de façon à former trois grands couples. Le malade étant assis sur une chaise, la bouche ouverte, les lèvres et les joues écartées et protégées à l'aide d'*élévateurs* tenus par des aides, le chirurgien passe un fil de platine de la plus grande grosseur à travers la langue, au moyen d'une forte aiguille chasse-fil recourbée, en allant obliquement d'avant en arrière, de droite à gauche et de bas en haut, de telle sorte que l'aiguille entrée au niveau du sillon de la langue et du plancher de la bouche, sur la partie moyenne du côté droit, vient se faire jour en arrière sur la partie médiane de la face dorsale de l'organe. Les fils sont alors mis en communication avec les rhéophores, l'anse est légèrement serrée, et le courant est établi. Le professeur opère la section très lentement, en ayant soin d'interrompre de temps à autre le courant, lorsque l'incandescence lui semble exagérée, et en exerçant une légère traction sur le fil. Lorsque l'anse devient trop lâche il la serre modérément. La section terminée, une deuxième anse est passée horizontalement vers la base de l'organe avec l'aiguille porte-fil en commençant au niveau de la dernière molaire, pour venir sortir au sommet de la première incision. Une nouvelle section est ainsi opérée, destinée à détacher complètement du plancher de la bouche la langue qui ne tient plus à présent que par sa base.

Enfin, cette seconde incision terminée, une troisième section transversale finit de détacher l'organe malade.

La section est faite avec une netteté égale à celle du bistouri ; pas une goutte de sang n'a été perdue. Enfin, l'escharre est extrêmement limité, presque nul. Le chi rurgien procède immédiatement à un examen rapide de la tumeur pour bien s'assurer que de toutes parts les limites du mal ont été dépassées. La bouche est ensuite lavée avec de l'eau phéniquée froide ; un tampon de charpie imbibée de la même solution, est placé dans la cavité, puis le malade renvoyé à son lit, on lui applique une vessie de glace autour du cou.

Le lendemain de l'opération, la température s'est élevée à 39°. Aucun écoulement sanguin ne s'est manifesté, quoique le malade ait été soumis à quelques mouvements forcés (on l'a rasé le soir de l'opération) ; enfin, l'inflammation est modérée. Il se trouve, en un mot, dans les meilleures conditions possibles.

J'ai tenu à m'arrêter sur cette opération, parce qu'elle nous fait connaître la pratique à laquelle le professeur a donné la préférence, comme étant celle qui protège le mieux contre les dangers de l'hémorrhagie, en donnant à la section une netteté suffisante, et qui permet enfin d'opérer avec le moins de délabrement possible.

Dans un mémoire présenté par lui cette année, à l'Académie de médecine de Naples, le professeur rapporte encore neuf autres observations d'amputation de la langue par ce même procédé et ce même manuel opératoire. En effet, si nous en exceptons une seule, dans laquelle il a opéré avec le couteau galvano-caustique, nous voyons que, pour toutes, il a employé l'anse galvanique, et qu'il a circonscrit le néoplasme par trois incisions : une latérale, parce que le plus souvent un des côtés du tissu reste indemne, puis une horizontale inférieure, pour pédiculiser pour ainsi dire la tumeur, et en dernier lieu, une postérieure pour finir d'en opérer la section.

Voici le résumé de ces neuf observations :

Obs. I. — Homme de quarante-cinq ans, fumeur et chiqueur enragé. Les premiers symptômes remontent à six ans. Etat stationnaire jusqu'aux deux derniers mois, durant lesquels la tumeur épithéliale a fait des progrès extrêmement rapides. Amputation des deux tiers antérieurs de la langue par la méthode décrite plus haut, le

20 décembre 1879. Hémostase parfaite, phénomènes in-
flammatoires presque nuls ; l'escharre se détache le
huitième jour. Le malade sort guéri le 15 janvier 1880.

OBS. II. — Homme de cinquante-quatre ans. Excès
alcooliques. Grand fumeur. Il rapporte que l'ulcération
a été produite par une dent cariée. La dent a été extraite
sans rien améliorer. Même procédé que précédemment
pour l'ablation de la moitié latérale droite de la langue,
le 22 novembre 1876. Pas d'hémorrhagie. Il a été revu
trois ans et deux mois après par l'opérateur : pas de
récidive.

OBS. III. — Femme de vingt-huit ans, opérée dans
les mêmes conditions, avec le même résultat que précédemment, le 24 janvier 1880. Sortie guérie, le 12 février.

OBS. IV. — Moine de l'ordre des Pasqualini. Entré à
l'hôpital durant l'hiver de 1878. Amputé de toute la langue pour un épithélioma récidivé. Mêmes résultats.

OBS. V. — Homme de soixante ans passés. Avait été
opéré une vingtaine d'années auparavant par le professeur
Coluzzi, d'une tumeur épithéliale, siégeant au côté
gauche. Cette fois-ci on amputa la moitié latérale droite.
Mêmes résultats.

OBS. VI. — Il y a quatre ans, opération avec le professeur Armanni, d'un papillome épithélial avec le couteau galvano-caustique de Corradi, par une incision
semi-elliptique. Pas d'hémorrhagie. Guérison.

OBS. VII. — En 1875, homme de cinquante-huit ans.
Amputation de toute la partie antérieure de la langue.
La première et la deuxième sections semi-elliptiques
furent exsangues, mais la troisième donna lieu à une
hémorrhagie de l'artère linguale, qui fut arrêtée par
une nouvelle cautérisation et l'application de charpie imbibée de perchlorure de fer. Comme c'était le premier
sujet sur lequel il appliquait la galvano-caustique,
M. Gallozzi avait, dit-il, opéré la section trop rapidement,
et depuis qu'il a pris les précautions que nous avons déjà
indiquées, cet accident ne s'est plus renouvelé. Guérison.

OBS. VIII. — Homme opéré de la moitié droite de la
langue sans perte de sang. Guéri.

OBS. IX. — Dame opérée d'une hypertrophie éléphantiasique de la langue par le même procédé, avec les mêmes avantages.

L'analyse de ces dix observations d'amputation de la langue faite 9 fois pour des épithéliomas, et une pour une hypertrophie éléphantiasique, nous démontre que les accusations dirigées contre la galvano-caustique sont un peu illusoires, puisque, dans tous ces cas, aucun accident n'est venu troubler l'opération. Nous avons déjà noté l'exception à faire sur le premier sujet opéré et à propos de laquelle le professeur ne manque pas de dire que la cause de l'hémorrhagie doit être mise sur le compte de son inexpérience sur la manipulation de l'appareil. Aussi s'empresse-t-il de faire observer lui-même que, pour avoir une section régulière et sans hémorrhagie, ni primitive, ni secondaire, il faut procéder lentement, afin que le fil de platine puisse produire une bonne et suffisante escharre.

Si on serre trop, dit-il, l'anse galvano-caustique, l'escharre préservatrice de l'hémorrhagie n'est pas produite, et on perd ainsi tous les avantages de la galvano-caustique, dont le principal est d'assurer l'hémostase.

Pour mieux asseoir les raisons qui lui font donner la préférence à la méthode intra-buccale, par l'anse galvano-caustique, M. Galozzi, dans le mémoire en question, met en parallèle un certain nombre d'autres observations d'amputations de la langue faites par les autres méthodes en usage, écrasement linéaire, ligature élastique, flèches de Canquoin, d'après le procédé de Maisonneuve, thermo-cautère Paquelin, etc., et où il a eu à déplorer divers accidents, tels que hémorrhagie, glossite de la base de la langue, œdème de la glotte, suppuration infecte, etc., qui ont même amené des terminaisons fatales.

Sa préférence est donc des mieux justifiées.

DU

TRAITEMENT DES KYSTES HYDATIQUES DU FOIE
PAR L'ÉLECTROLYSE

———

Clinique chirurgicale du Pr GALLOZZI. (Hôpital Gesù e Maria, à Naples.)

———

Nous venons d'observer un malade porteur d'un énorme kyste hydatique du foie et que M. le professeur Gallozi traite par la nouvelle méthode qu'il a fait connaître sous le nom de *cure préparatoire des kystes hydatiques du foie par l'électrolyse.* Ce nouveau mode de traitement employé pour la première fois, en Italie, par l'illustre professeur Semmola, s'est acquis droit de domicile dans la science, grâce aux expériences cliniques de M. Gallozi qui en a complété et agrandi le cadre en formulant ses indications, en posant les règles de son application méthodique. Elle a pour but d'obtenir par la thérapeutique ce que la nature se charge elle-même de produire dans les cas rares de guérison spontanée : la mort des vers et l'atrophie de la masse kystique. Mais ce résultat jusqu'ici n'a pu être atteint que dans les cas de tumeurs de médiocre volume, absolument comme dans ceux dont nous venons de parler et où la nature se charge elle-même de la cure. Cependant, même dans les cas de tumeurs les plus volumineuses, le savant directeur de la clinique chirurgicale trouve excessivement avantageux d'employer cette méthode non plus en vue d'une guérison complète et définitive, mais afin d'obtenir une certaine diminution de volume de la tumeur et de provoquer des adhérences péritonéales qui permettront ensuite de recourir avec moins de danger au traitement définitif classique, l'ouverture de la poche.

Au reste, le meilleur moyen de nous éclairer sur cette intéressante question, c'est assurément d'avoir recours à l'histoire clinique de l'un des malades ainsi traités, et comme celle du sujet actuellement en observation est encore incomplète, nous emprunterons au cas publié par le professeur lui-même, dans le *Morgagni*, les détails qui nous intéressent le plus directement.

Il s'agissait d'un certain Ferdinando, âgé de 30 ans, de tempérament lymphatique qui, à la fin de l'année 1874, avait commencé à ressentir dans la région lombaire, puis dans l'hypochondre droit, des douleurs qui se manifestaient seulement sous l'influence des efforts musculaires. Dans les derniers mois de 75 et au commencement de 76, cet homme s'aperçut de l'existence dans l'hypochondre droit d'une tumeur de consistance dure, au niveau de laquelle les douleurs semblaient vouloir se localiser d'une façon plus spéciale et, à partir de ce moment, cette tumeur prit un développement si rapide qu'en quelques mois elle eut atteint le volume d'une tête d'adulte. Voici ce qu'on observait à l'examen :

L'abdomen était le siège d'une tuméfaction plus accentuée dans la région de l'hypochondre droit ; son diamètre transversal était exagéré, la cicatrice ombilicale semblait s'être rapprochée de la symphyse pubienne ; enfin les veines sous-cutanées de la région pulmonaire étaient devenues très apparentes, spécialement à droite.

Par la palpation, on parvenait très bien à circonscrire une énorme tumeur dont les limites étaient figurées par une ligne qui s'étendait en bas de deux travers de doigt au dessous de l'ombilic à la crête iliaque droite, et passait à gauche au point d'intersection de la ligne mammaire à la ligne ombilicale transverse.

Le diaphragme était fortement refoulé en haut, ce qui expliquait les souffrances du malade.

Pour déterminer les limites supérieures de la tumeur, on trouvait la matité hépatique au niveau de la cinquième côte en avant et de la septième en arrière.

La matité splénique s'arrêtait en haut à la hauteur de

la septième côte, se confondait en avant avec celle du foie, et se perdait inférieurement au niveau du bord libre des fausses côtes.

La surface de la tumeur était régulière, lisse et sans dureté. On ne percevait pas nettement la sensation de fluctuation, mais on obtenait assez manifestement celle du flot vibrant.

Du côté du thorax, qui était fort élargi vers sa base, on observait vers la pointe du poumon droit, et à la partie antérieure, un affaiblissement notable du murmure vésiculaire qui était au contraire exagéré et dur à gauche dans les points correspondants.

Le cœur battait en systole au niveau du cinquième espace intercostal gauche, sur la ligne axillaire antérieure. Le pouls était fréquent, faible, la température oscillait entre 37° et 37°,8. Enfin, un examen local très attentif permettait d'affirmer la non-existence d'adhérences péritonéales.

En résumé, on trouvait sur le malade une compression du poumon droit, un déplacement du cœur et enfin une gêne considérable des fonctions gastro-intestinales. Aussi le malade dépérissait de jour en jour et tombait dans le marasme.

Dans cet état, et le malade réclamant une intervention chirurgicale, il ne pouvait y avoir d'hésitation que sur le choix de la méthode opératoire. On connaît les nombreuses méthodes qui ont été tour à tour proposées pour l'ouverture de ces kystes. Mais, quelle que soit celle qu'on choisisse, il faut toujours viser à éviter l'épanchement du contenu dans la cavité péritonéale, car des inflammations fatalement mortelles en seraient la conséquence immédiate.

Passant successivement en revue les divers procédés préconisés pour atteindre ce résultat, M. Gallozi reproche à celui de Récamier, par les caustiques, d'être long et fort douloureux. Or, l'état de ce malade est pressant, il est si épuisé et si souffrant qu'il tolérerait mal cette pratique.

Jobert de Lamballe a conseillé de ponctionner le kyste avec un troquart et de laisser la *canule en place* pen-

dant 24 heures. Cette canule traversant la paroi abdominale et le kyste, déterminerait à ses points de contact une
phlegmasie à la suite de laquelle le feuillet pariétal et le
feuillet kystique du péritoine se trouveraient unis par des
adhérences, mais le chirurgien considère que ce n'est
là qu'un moyen terme, que son action est limitée sur un
trop petit espace pour un kyste aussi volumineux.

En admettant la méthode d'Aran qui consiste à faire
des injections iodées à travers la canule, il craint de voir
se développer sur une aussi vaste surface une suppuration
trop abondante qui épuiserait le malade déjà affaibli, ou
pourrait devenir le point de départ d'une infection putride ou purulente mortelle.

On pourrait également, après la ponction avec le troquart, laisser la canule en place et pratiquer des injections iodées comme l'ont fait Owen, Rees, Boinet, ou
même, au besoin, faire une contre-ouverture, comme l'a
conseillé ce dernier, pour faciliter l'écoulement des liquides, mais ces moyens ne sont pas sans danger, et c'est
une opération encore très hasardeuse.

Les incisions *successives* proposées par Bégin et
Graves qui ont pour but d'ouvrir successivement les différentes couches, peau, muscles, aponévrose, et enfin le
péritoine lui-même, à appliquer un bandage et à attendre
que les adhérences se soient formées, sont considérées
par l'auteur, d'accord avec Bouchut et Després, comme
constituant une opération qui présente de grands dangers sans grands avantages, et l'inflammation du péritoine, ainsi provoquée, peut compliquer gravement la
situation d'un malade qui demande déjà beaucoup de
ménagements.

Pour tous ces motifs, aucune de ces pratiques ne le
satisfaisant, au moins dans le cas actuel, M. Gallozi
songea à employer l'électrolyse, encouragé par les bons
résultats que Ciniselli et Clémens venaient d'en obtenir
dans le traitement de certaines tumeurs et spécialement
celui des kystes. Mais, ce qui pesa le plus sur ses déter-
minations, ce fut l'application couronnée de succès que
venait d'en faire récemment M. le professeur Semmola,
à l'hôpital des incurables, sur un cas de kyste hydatique.

La première application en fut faite le 5 juin avec le concours de M. le Dr Vizzioli, professeur d'électrothérapie. On se servit de 9 éléments de Leclanché ; l'intensité du courant fut établie à 65 degrés du galvanomètre. On enfonça au centre de la tumeur, au point le plus superficiel, sept aiguilles à électropuncture disposées circulairement et distantes l'une de l'autre de deux à trois centimètres.

Toutes les aiguilles assemblées par un fil métallique furent mises en communication avec le pôle négatif de la pile, tandis que le réophore positif trempé dans une solution de chlorure de sodium, fut maintenu appliqué au centre de l'espace circonscrit par les aiguilles.

Au moment de la fermeture du courant, le malade accusa une sensation pénible de cuisson intense, on aperçut les aiguilles oscillant irrégulièrement de temps en temps par suite des contractions spasmodiques partielles des fibres musculaires, du grand oblique surtout. Pendant toute la durée de l'application qui fut de 15 minutes, on trouva l'abdomen plus tendu, et le malade se plaignit d'un certain malaise produit par cette augmentation de tension de la tumeur. A la fin de la séance, il eut un vomissement.

Comme traitement, application locale d'eau froide, et alimentation légère.

Dans les premières 24 heures, on n'observa aucun changement, mais, le second et le troisième jour, on put constater une diminution très notable de la tension abdominale, et comme conséquence, une amélioration des troubles respiratoires et digestifs.

La tumeur ayant sensiblement diminué de volume, la fluctuation devint alors des plus manifestes : c'était déjà un premier avantage que l'électrolyse avait procuré.

Après six jours on fit une nouvelle séance. On put alors constater que les aiguilles pénétraient plus difficilement dans les parois du kyste, ce qu'on considéra justement comme un indice du travail exsudatif qui s'était développé à ce point, et avait augmenté la résistance des tissus. Enfin, l'application en fut beaucoup moins pénible pour le malade. L'amélioration continua, et, comme après la première séance, on put, au bout de quelques jours, noter une nouvelle diminution du volume de la tumeur, tandis que la respiration et la digestion devenaient meilleures.

Une troisième séance fut faite, après laquelle survint, au lieu d'implantation des aiguilles, une légère inflammation qui amena la formation d'adhérences faciles à constater entre le kyste et la paroi abdominale.

Ainsi donc, jusque-là l'électrolyse a eu pour effet, d'abord, *d'amener une diminution assez considérable dans le volume de la tumeur*, ensuite, de *créer des adhérences entre le kyste et la paroi abdominale*. Le premier résultat fut des plus importants, puisque l'amoindrissement du volume de la tumeur et de la tension intrakystique, eut pour conséquence immédiate un retentissement favorable sur les appareils de la respiration et de la digestion, qui permit à la constitution altérée du malade de se refaire, et rendit moins douteux les résultats consécutifs du traitement définitif.

Certes, il était bien difficile de refuser à la cure électrolytique le bénéfice de ces résultats, mais, le professeur se demandait si les effets obtenus étaient dus à la coagulation du contenu kystique autour du pôle négatif comme le pense Semedeler pour les kystes de l'ovaire, ou s'il fallait les attribuer à une modification de la structure intime des membranes internes de la poche, qui aurait suspendu ultérieurement toute sécrétion morbide, ou si encore il ne fallait pas y voir une destruction des acéphalocystes par l'action du courant. Il pense que l'une et l'autre de ces hypothèses sont acceptables.

Ajoutons, pour en terminer avec ce malade, qu'après avoir incisé la peau, pour affirmer davantage encore les adhérences existantes, le chirurgien fit une application de pâte de Canquoin, et qu'après avoir vidé le kyste avec un gros troquart, il pratiqua des injections iodées, qui permirent d'en obtenir la guérison complète.

Depuis cette époque, un certain nombre d'autres malades ont été traités d'après cette même méthode ; sur quelques-uns on a obtenu l'atrophie de la tumeur ; sur d'autres, le traitement n'a été que préparatoire, mais a toujours permis de faire diminuer le volume de la tumeur et de créer des adhérences.

En ce qui concerne le malade actuellement en traitement, deux applications ont déjà été faites sous nos yeux et elles ont eu pour conséquence de réduire à chaque fois d'une nouvelle quantité le volume du kyste. Le manuel opératoire que nous avons vu employer est le suivant : Au point où on désire voir se produire les adhérences, deux aiguilles seulement ont été implantées, distantes l'une de l'autre de trois à quatre centimètres environ. Elles ont été mises toutes les deux en communication avec le pôle négatif d'une petite pile de Grenet de douze éléments, dont l'intensité était mesurée au galvanomètre. La tension du courant était graduée à l'aide d'un modérateur à eau, système Duchenne, de la longueur d'un mètre environ. Le pôle positif constitué par un rhéophore en charbon de Tripier, a été appliqué d'abord à l'extrémité externe d'une ligne droite passant par les deux aiguilles, à une distance de 4 à 5 centimètres.

Le courant a été fermé graduellement par l'intermédiaire du modérateur à eau. Au bout de 7 à 8 minutes, le courant ayant été interrompu, l'aiguille la plus rapprochée du pôle positif a été enlevée, et réappliquée sur le prolongement de la même ligne, du côté opposé à 4 centimètres de la première, et le pôle négatif a été transporté de ce côté à la même distance que la première fois. La durée totale de la séance a été d'une quinzaine de minutes. Pendant l'application, les aiguilles étaient soumises à des mouvements oscillatoires parfois assez brusques, le facies du malade exprimait une sorte de légère angoisse, le pouls se précipitait par instants ; à trois ou quatre reprises il y eut un peu de contraction du diaphragme qui suspendit l'inspiration ; sous la peau, on voyait très bien se contracter les muscles de l'abdomen.

Par trois fois, le patient a éprouvé des secousses générales qui ont obligé à élever la tige du modérateur. Etaient-elles dues à l'inconstance de la pile où à l'action insuffisante du modérateur de Duchenne, qui l'a fait rejeter par quelques auteurs ? Peut-être à l'une et à l'autre de ces causes. Autour des aiguilles, aussi bien que sur les points d'application du tampon de charbon, la peau avait rougi. Enfin, pendant toute la durée de la séance, le malade a accusé une douleur et une sensation de brûlure assez violentes.

Comme accidents consécutifs, on peut observer un peu d'inflammation purement locale. Deux fois le professeur Gallozi m'a dit avoir observé un urticaire généralisé qui s'accompagnait d'un abaissement de la température.

En somme, voilà une méthode redressée qui nous paraît très digne de fixer sérieusement notre attention par la valeur des résultats obtenus jusqu'à ce jour. Elle se recommande parce qu'elle est exempte de danger, essentiellement pratique à cause de la facilité de son exécution, ce qui fait que beaucoup de praticiens n'hésiteraient pas à l'appliquer qui ne voudraient pas se charger de l'ouverture du kyste.

L'HÉPATITE INTERSTITIELLE

A FORME HYPERTROPHIQUE

Hôpital des Incurables, de Naples. — M. Semmola.

Il vient de nous être présenté, à la clinique de l'hôpital des Incurables, deux malades intéressants atteints de cette variété de cirrhose hypertrophique que le professeur Semmola nous a fait connaître dans une série d'études remarquables sur cette affection.

Au début de la cirrhose, comme on le sait, il se produit une hypermégalie du foie qui est la conséquence de son hypérémie et de l'hypertrophie de la trame conjonctive. A cette période, dite *congestive*, la maladie est souvent justiciable d'un traitement rationnel.

Il n'en est pas de même plus tard, lorsque le processus morbide est arrivé à sa seconde période, à la phase *atrophique*. Alors la rétraction du tissu conjonctif amène l'étranglement des divisions de la veine porte, de sorte que ses capillaires hépatiques se trouvant rétrécis ou oblitérés, il en résulte un surcroit de tension dans ses racines intestinales, et par suite la transsudation hors de ces veinules du sérum qui s'accumule dans le péritoine, d'où il transsude encore à la surface intestinale pour y produire une diarrhée séreuse qui épuise le malade, etc. Enfin, on sait également que cette oblitération des radicules hépatiques de la veine porte opposant une barrière au passage des éléments de la nutrition puisés dans le tube digestif, il en résulte un amaigrissement considérable identique à celui que produirait une nutrition insuffisante.

Mais, M. Semmola vient de démontrer qu'indépendamment de ces deux formes de cirrhose, il en existe cliniquement une troisième caractérisée par l'hypermégalie du foie se prolongeant après la période congestive, et produisant les mêmes troubles de la circulation veineuse abdominale, que nous venons de rappeler, comme caractéristiques de la période atrophique, c'est-à-dire, une ascite parfois très considérable, un état variqueux des veines sous-cutanées, une diarrhée séreuse, etc.

Ces divers symptômes permettent facilement de la confondre avec l'hépatite interstitielle à sa période de sclérose, quoiqu'elle en diffère totalement au point de vue surtout du pronostic, car cette forme intermédiaire est parfaitement curable. Cependant il est à peu près toujours impossible de préciser le diagnostic différentiel de ces deux modes d'évolution de la maladie hépatique, parce qu'en présence de l'énorme développement de l'ascite, on ne peut effectuer avec succès l'examen physique du foie.

Comme causes de cette forme spéciale d'hépatite, M. Semmola a constamment rencontré dans sa clinique 1° l'impaludisme, 2° l'alcoolisme, 3° l'abus des substances alimentaires irritantes. Dans aucun des cas observés, il n'est question de syphilis constitutionnelle.

En ce qui concerne le traitement, le savant clinicien s'élève énergiquement contre l'alimentation reconstituante par la viande, contre le régime tonique que l'on a proposé pour *soutenir les forces du malade* et le traitement symptomatique de l'ascite, ou des troubles gastro-intestinaux. On ne peut rien espérer de ces moyens, dit-il, contre la maladie fondamentale ; ils ne font qu'augmenter réellement les souffrances du malade, aggraver progressivement le processus morbide du foie, et enfin dans plusieurs cas, qui seraient encore guérissables, ils rendent fatalement mortelle une maladie dont on pourrait arrêter les progrès ultérieurs.

Les moyens thérapeutiques, dit-il, qui conduisent

rapidement à la guérison sans aucun besoin de recourir à ces traitements symptomatiques ordinairement conseillés, sont le régime lacté exclusif et rigoureux continué pendant longtemps, et l'usage prolongé de doses croissantes d'iodure de potassium dissous dans un litre d'eau et bu par reprises. L'iodure de potassium doit être donné libéralement aux doses de 1 à 4 gr. par jour.

Sous l'influence de ce traitement, les veines sous-cutanées s'affaissent peu à peu et finissent par disparaître complètement en même temps que l'ascite ; la digestion s'améliore et la nutrition se fait mieux jusqu'à ce que l'état général des malades soit devenu normal. Cependant le foie reste toujours plus ou moins gros et déborde les côtes. Ce sont là les résultats obtenus sur plus de vingt malades observés dans la clinique, qui n'ont pas été perdus de vue depuis près de 4 ans, et chez qui la guérison s'est maintenue.

Comme conclusion à ces recherches, il ajoute que, cliniquement parlant, toutes les fois qu'un malade se présente avec la forme clinique de l'hépatite interstitielle, et qu'il n'est pas possible de caractériser par l'examen physique la période désespérée de la maladie, le médecin doit nécessairement recourir au traitement d'essai que nous venons d'indiquer, qui lui servira pour compléter le diagnostic au bout de 8 à 10 jours au plus. Dans tous ces cas en effet, si la sclérose du foie n'existe pas, ce traitement sert de pierre de touche pour éclairer la diagnose, et ensuite il assure la vie du malade, but final des efforts du médecin.

Les deux malades que nous avons observés à la clinique de l'illustre professeur confirment en tous points ces données. Soumis à ce traitement, l'un, depuis un mois et demi, l'autre depuis deux mois, ils ont vu successivement les troubles gastriques et intestinaux s'amender, les forces renaître et l'ascite disparaître, et ils sont aujourd'hui l'un et l'autre en fort bonne voie de guérison. Cependant nous devons faire observer que chez le second, la disparition de l'ascite ne s'est pas effectuée d'emblée comme dans les autres cas, et il s'est

présenté une particularité clinique curieuse et fort intéressante qui n'avait pas encore été signalée.

Sur ce malade, dont l'ascite était très considérable, on
avait d'abord institué pendant une douzaine de jours le
traitement d'essai ; mais en présence des résultats négatifs
qu'il avait fournis, le malade allait être abandonné aux
errements traditionnels de la thérapeutique, puisque, le
foie étant considéré comme sclérosé, toute tentative de
cure était fatalement rendue stérile. Il arriva alors que
l'ascite, ayant acquis un développement extrême, le
professeur, pour soulager un peu le malade, consentit à
faire une ponction, à la suite de laquelle les parois abdominales s'étant affaissées, l'examen physique du foie
devint possible, et on fut fort surpris de le trouver encore
hypertrophié.

En présence de ce fait inattendu, le traitement fut
institué de nouveau, et cette fois-ci le malade en retira
les plus grands bénéfices. Les digestions se firent mieux,
le malheureux se nourrit, l'ascite ne se reproduisit pas ;
enfin les veines sous-cutanées qui avaient acquis le volume d'une grosse plume d'oie sont à peine apparentes,
tous les autres symptômes se sont progressivement amen-
dés au point, comme nous venons de le dire, que le malade va bientôt pouvoir quitter la clinique, après
guérison.

Cette observation encore inédite a une très grande
valeur clinique : Elle vient ajouter un appoint aux indications de traitement déjà publiées par l'auteur. Aux
conclusions qu'il a déjà émises à ce sujet, il faut donc en
adjoindre une nouvelle, à savoir que dans les cas de
diagnostic incertain, qui n'a pu être éclairé par le
traitement d'essai, si l'ascite est très développée, il faut
commencer par évacuer le liquide intra-péritonéal avant
d'abandonner la cure, à moins qu'on ait pu se convaincre, ce qui parait bien difficile, après la ponction, que
le foie est complètement sclérosé.

Il est encore un autre enseignement qu'on peut tirer
de cette observation : c'est que le liquide ascitique par
sa trop grande abondance peut exercer sur les vaisseaux
de la circulation abdominale une pression excentrique

suffisante pour empêcher les veinules rétrécies de se dilater à nouveau, même si le tissu conjonctif proliféré, mis en voie de régression par le traitement, ne les emprisonne plus comme auparavant.

Enfin, il est encore probable que cette exagération de tension à laquelle l'ascite soumet l'abdomen, empêche la circulation collatérale compensatrice de s'établir ou de se continuer par les veines hémorrhoïdales (l'hémorrhoïdale supérieure appartenant à la petite mésaraïque, qui est une origine de la veine porte, s'anastomose avec les veines hémorrhoïdales inférieures qui vont se jeter dans la honteuse interne, branche de la veine cave inférieure); on sait encore que cette circulation compensatrice peut aussi s'effectuer par les nombreuses veines comprises entre l'appendice xiphoïde et le pubis et dans le ligament falciforme, et que Sappey a nommées veines portes accessoires. Or, si à cause de la trop grande abondance de l'ascite, la nutrition ne peut se faire par l'intermédiaire de ces veines, on comprendra facilement avec quelles difficultés la cure pourra rétablir l'équilibre, et qu'elle pourra même être sans effets, tandis que, si on commence par lever cet obstacle mécanique, on permettra aux effets thérapeutiques de s'affirmer.

Faut-il se demander maintenant quelle est, dans ce traitement, la part qui revient à l'un et à l'autre des agents médicamenteux ? Mais surtout quel est le mode d'action du régime lacté ? Doit-on attribuer au lait des qualités nutritives spéciales ou une vertu médicale particulière ?

Il serait difficile de dire quel est, parmi les éléments dont le lait est composé, celui auquel il faut attribuer la vertu curative. Enfin, quel nom donner à la cure du lait, faut-il l'appeler diaphorétique, diurétique, résolvante ou tonique ?

Peut-être aurai-je un jour, dit Karrel, l'occasion de contrôler assez exactement les aliments et les excrétions dans la cure du lait, pour résoudre la question des effets immédiats qui en résultent. Mais l'art de guérir serait bien stérile, si l'on se bornait aux remèdes dont nous pouvons contrôler les effets jusque dans les moindres détails ; et les médecins qui, pour traiter leurs malades, se soumettraient à de pareilles restrictions, se verraient bien souvent réduits à une inaction absolue. Pour comprendre la cure par le lait, il serait peut-être utile de soumettre à un contrôle exact la nutrition et ses phénomènes sur un individu bien portant. Il est hors de doute que si un homme au lieu de consommer des aliments compliqués, comme on les prend ordinairement, se borne à l'aliment le plus naturel et le plus simple, il doit se trouver dans d'autres conditions vitales ; il ne peut être, après quelque temps, ce qu'il était auparavant. Je vais plus loin encore : je prétends que, parmi toutes les méthodes modifiantes et altérantes, il n'y en a aucune qui offre à *priori* plus de certitude que le lait pour arriver à changer complètement la constitution d'un malade. Quoique le résultat de pareilles recherches dût avoir pour moi un puissant degré d'intérêt, j'avoue cependant que j'en attends moins d'éclaircissements que du contrôle dont j'ai déjà parlé : contrôle des aliments et des excrétions, recours à la pesée, étude de la température, etc., effectués sur des malades prenant le lait avec succès.

En somme, peu nous importe les théories et hypothèses qu'on pourrait émettre touchant le mécanisme d'après lequel arrive la guérison dans cette méthode de traitement. Ce qui nous intéresse surtout, c'est l'enseignement pratique que nous pouvons en tirer. Nous croirons donc avoir complètement atteint notre but si nous avons exposé avec suffisamment de netteté et de précision les expériences faites par l'illustre clinicien de Naples et qui démontreraient :

1° Qu'il existe une hépatite interstitielle à forme hypertrophique qui est parfaitement curable ; 2° Que cette forme est justiciable d'un traitement constitué essentiellement par le régime lacté pur, rigoureux et prolongé, et par l'administration de l'iodure de potassium à la dose progressivement croissante de 1 à 4 gr. par jour ; 3° Que ce traitement employé à titre d'essai, pendant 8 à 10 jours, peut servir de pierre de touche pour éclairer le diagnostic ; 4° Que si l'ascite est considérable, il convient d'abord d'évacuer le liquide par une ponction abdominale afin de permettre aux agents thérapeutiques de s'affirmer.

MALADIE DE BRIGHT

Dès 1850, M. le Professeur Semmola, le premier, a démontré le rôle pathogénique de la nutrition sur le mal de Bright, et établi l'influence de l'alimentation et du régime sur la quantité d'albumine éliminée par les urines.

C'est en 1860, après dix ans de recherches, qu'il a émis, pour la première fois, sa théorie générale de cette affection, dans un mémoire fort remarqué sur la nature et les causes de l'albuminurie, mémoire dont voici les principales conclusions :

1º L'albuminurie est un symptôme constitué par la présence dans l'urine de quantités variables d'albumine dans ses différentes modifications chimiques ou moléculaires. Ainsi, tantôt on retrouve de l'albumine se précipitant complètement, tantôt incomplètement par la chaleur, tantôt soluble et tantôt insoluble dans un excès d'acide nitrique.

2º Dans la grande majorité des cas, l'albumine qu'on précipite de l'urine des malades affectés de la maladie de Bright, présente des caractère bien tranchés quant à sa proportion et principalement quant à sa coagulation, et quant à l'action des acides et du sulfate de magnésie. En sorte que je crois pouvoir affirmer que l'examen à lui seul de la qualité d'albumine précipitée par une urine,

pourra être considéré comme base d'un diagnostic différentiel entre l'albuminurie idiopathique et l'albuminurie
symptomatique.

L'albumine de cette dernière se rapproche de l'albumine dite caséiforme, tandis que celle de la première
rappelle les propriétés de l'albumine du blanc d'œuf.

3° Une autre différence non moins remarquable entre
l'albuminurie idiopathique et l'albuminurie symptomatique, c'est l'influence exercée par les différents régimes.
Très légère et quelquefois même nulle dans l'albuminurie
symptomatique, la différence dans la proportion d'albumine excrétée devient très considérable dans l'albuminurie idiopathique. L'albumine devient presque double
sous l'influence d'une alimentation exclusivement azotée,
et se réduit à un minimum très remarquable dans l'alimentation féculente.

4° Il existe donc une albuminurie qui, considérée seulement en elle-même comme symptôme, a des caractères tout à fait propres, et ne peut nullemement se
rapprocher ou se confondre avec toutes les autres
albuminuries. Elle résume dans sa manière d'être sa
nature tout à fait spéciale, et révèle déjà dans sa forme
une entité morbide. C'est à peu près ce qui arrive pour
la glycosurie diabétique vis-à-vis des glycosuries symptomatiques.

5° Le passage de l'albumine dans les urines n'implique
nullement un état morbide du rein. N'importe sa cause,
toute albuminurie ne reconnaît jamais une altération
du rein comme point de départ. L'albuminurie des
néphrites simples semble seule faire exception.

6° Si le mécanisme de l'albuminurie ne reconnaît pas
pour cause nécessaire une altération rénale, il n'est pas
moins vrai qu'à la longue le passage de l'albumine est
capable d'engendrer dans le tissu des reins des troubles
qui, en commençant par la congestion et par la desqua-
mation, peuvent aller jusqu'à la granulation et à la désorganisation complète. Il n'y a donc pas, il ne peut
donc y avoir un nombre défini d'altérations rénales pour
l'albuminurie idiopathique. Chaque jour l'organe s'use
de plus en plus, et chaque jour on trouverait une diffé-

rence dans la maladie organique des reins, si l'on pouvait la surprendre à toutes les époques ;

7° Il y a en conséquence, selon moi, trois périodes dans toute albuminurie : la première, constituée par le passage simple de l'albumine dans les urines, la seconde, celle qui s'accompagne de troubles des reins, soit congestifs, soit phlegmasiques, mais dans une telle dépendance avec l'altération fonctionnelle qu'elle serait capable de guérir par le retour de la fonction à l'état physiologique ; la troisième, enfin, que j'appellerai organique ou plastique, dans laquelle des sécrétions de plasma et des vices de nutrition étant survenus dans le tissu du rein, ces altérations constituent une maladie complètement incurable, quand même on pourrait modifier ou éloigner complètement l'état albuminurique.

8° La maladie organique du rein se développe en proportion de la quantité et de la qualité de l'albumine excrétée, et du temps pendant lequel ce phénomène a lieu ; c'est-à-dire en proportion de l'effort que l'organe doit subir pour sa fonction pervertie ou exagérée ; en conséquence, les graves altérations rénales ne se trouvent seulement que dans l'albuminurie idiopathique. Cette altération a besoin d'ordinaire de longs mois et même de quelques années pour s'établir, et si, dans les derniers temps de la maladie, elle devient plus rapide, cela tient à ce que les vices déjà bien profonds de la nutrition générale favorisent considérablement les altérations rénales.

9° Les altérations rénales ne constituent donc pas le secret du mécanisme de l'albuminurie en général, c'est dans les conditions du sang qu'il faut puiser l'origine des phénomènes, ou dans l'influence du système nerveux.

. . . .

11° Les conditions anatomo-pathologiques du sang dans l'albuminurie idiopathique ne consistent que dans une accumulation d'albumine non assimilable, d'albumine brute, non vitale, impropre par sa constitution à l'entretien et à la réparation des tissus, devant, en conséquence, être éliminée et chassée hors de l'organisme comme une substance étrangère. La présence de l'albumine dans l'urine n'est donc qu'un effet du rôle physiologique de ce liquide, et ne rappelle nullement un rapport de cause à effet avec l'état du rein. L'importance de cet organe, dans ce cas, ne doit pas aller au delà de celle qu'on attribuerait à tout autre organe éliminateur.

12° La quantité d'urée, substance type des transformations oxydées, sous la forme desquelles la molécule de l'albumine est rejetée hors de l'organisme, diminue dès le commencement de la maladie. Cette diminution graduelle constitue la mesure exacte de la suspension ou du ralentissement des actes nutritifs de l'économie.

. . . .

14° L'observation rigoureuse m'a démontré que c'est le trouble plus ou moins profond des fonctions cutanées qui est le point de départ de cette altération de l'albumine du sang.

. . . .

17° Toutes les causes qui peuvent influencer l'activité de la peau deviennent cause d'albuminurie. En première ligne, et comme cause spéciale, se trouve l'action lente du froid et de l'humidité. C'est dans l'étude des influences rhumatismales sur la peau qu'il faut puiser la vraie cause première de la maladie de Bright.

18° C'est à la même cause qu'il faut rapporter l'albuminurie des maladies aiguës de la peau (scarlatine, rougeole, etc.).

Il résulte de ce travail que la théorie générale de l'illustre clinicien peut être résumée dans la proposition suivante : *l'albuminurie dépend d'un vice de nutrition qui consiste en une altération de l'albumine du sang par défaut de respiration cutanée.*

Cette opinion que les albuminoïdes n'étaient pas du tout ou très incomplètement assimilés et brûlés est confirmée par cet autre fait, démontré également par lui, et qui avait été complètement méconnu jusqu'alors, la diminution considérable et progressive de la quantité d'urée formée dans l'organisme dès le début de la maladie chronique de Bright. Dans tous les ouvrages on trouve bien la mention du *défaut d'excrétion* de l'urée, mais dans aucun il n'est question de son *défaut de formation ;*

tandis que M. Semmola considère comme un fait capital et caractéristique de la maladie la *diminution de l'urée par un défaut d'oxydation des albuminoïdes depuis le début de l'affection.*

Ce fait fondamental est la conséquence du défaut ou de la suppression totale des fonctions cutanées qui a pour résultat de produire deux troubles chimiques, nécessairement enchaînés biologiquement et qui sont *l'altération et l'inassimilabilité* des *albuminoïdes* d'un côté et le *défaut de leur combustion,* de l'autre, c'est-à-dire finalement, la diminution dans la formation de l'urée. Ces déductions cliniques qui résultent de l'observation attentive et patiente de près de quatre cents cas de ce genre, sont du reste pleinement confirmées par l'expérimentation qui permet de produire les mêmes effets en vernissant plus ou moins largement la peau d'un chien, ce qui démontre péremptoirement « que la vraie maladie de Bright est une *maladie générale, un vice profond de nutrition,* dans lequel les altérations des reins ne constituent pas et ne peuvent pas constituer le *rôle pathogénique primitif des principaux symptômes de la maladie.*

Dans toutes les autres albuminuries, autres que la vraie albuminurie brightique, dit M. Semmola, on ne trouve pas cette diminution dans la production d'urée depuis le commencement de la filtration albumineuse. En conséquence, il est de la plus haute importance de séparer entre elles très rigoureusement ces différentes albuminuries, pour éviter une erreur qui existe encore et qui est très dangereuse pour la clinique et pour la thérapeutique. La cause, le mécanisme, l'évolution, le cachet du processus chimique général de la nutrition, avec la diminution dans la production de l'urée, et enfin la lésion anatomique finale des *deux reins*, représentent *un ensemble harmonique, enchaîné, constant, qui constitue le vrai type de la maladie de Bright proprement dite.*

La diminution de l'urée dans les autres albuminuries n'a aucun rapport de causalité avec le fait de la filtration albumineuse ; elle pourra tantôt exister, mais très variablement selon la maladie particulière qui aura causé l'albuminurie, et qui aura en même temps frappé le processus nutritif général (maladies du cœur, etc.). Mais alors cette diminution dans la production de l'urée n'a aucun rapport avec l'apparition de l'albuminurie : elle suit une autre marche, et ce n'est qu'à la dernière époque de ces différentes maladies, c'est-à-dire quand le rein a été profondément atteint (rein cardiaque, rein amyloïde, etc.), que commence une diminution très considérable d'urée dans l'urine par défaut de filtration. En conséquence, cette diminution est un fait mécanique et produit immédiatement l'accumulation d'urée dans le sang avec toutes ses conséquences fatales.

Dans la maladie de Bright proprement dite, l'urée se trouve diminuée dans l'urine comme résultat de deux causes. Dans une première période de la maladie, il s'agit d'une diminution d'urée produite par défaut de combustion (vice général de nutrition avec l'altération des albuminoïdes développée lentement à la suite de la suppression des fonctions cutanées). Plus tard, c'est-à-dire à une période avancée de la maladie rénale, il y a une seconde diminution de l'urée dans les urines comme résultat du défaut de sécrétion.

L'exagération du point de vue anatomique a tellement préoccupé les esprits qu'il a fait complètement négliger le côté général et chimique de la maladie, et qu'il a conduit à une conclusion vraiment paradoxale pour la pathologie scientifique, c'est-à-dire : *unité clinique et multiplicité anatomique* (gros rein blanc, rein amyloïde, etc.).

En effet, on ne saurait comprendre comment il serait possible qu'une altération générale qui se présenterait avec les mêmes symptômes, et qui, en conséquence, devrait avoir pour cause un état chimique identique, pût enfin aboutir à un résultat anatomique différent. La différence finale de la lésion doit forcément faire reconnaitre une différence dans la nature des travaux morbides précédents, et c'est avec le déterminisme pathologique de toutes les conditions d'existence des symptômes constituant la forme clinique, l'évolution successive du mécanisme et son rapport constant avec les causes spéciales, que l'on arrive à coup sûr à reconstruire l'édifice de la vraie albuminurie brightique, et à la différencier comme espèce pathologique bien nettement caractérisée vis-à-vis des autres albuminuries. »

Pour étayer plus sûrement ces théories déduites de l'observation clinique, le professeur Semmola a fait une série d'expériences nouvelles qui sont aussi remarquables par l'ingéniosité de leur conception que par la valeur des résultats obtenus :

A.— « Un homme robuste est atteint du mal de Bright aigu *a frigore*; Semmola lui retire 3 onces de sang, recueille le sérum de ce sang et en injecte 12 grammes dans la jugulaire d'un chien auquel il a préalablement pratiqué une saignée de 12 grammes. L'urine du chien devient albumineuse pendant deux heures; conséquemment l'albumine contenue dans le sérum du malade était dans un état moléculaire qui la rendait impropre à l'assimilation. Trente-cinq jours plus tard, le malade est complètement guéri; Semmola lui fait une toute petite saignée, et, avec les mêmes précautions que par le passé, injecte 12 grammes de ce sérum dans la jugulaire d'un chien ; pas trace d'albuminurie chez l'animal. Donc, conclut avec raison le savant expérimentateur, l'albumine du premier sérum était par le fait de la maladie altérée et inassimilable; l'albumine du second sérum était devenue par le fait de la guérison, complètement assimilable.

B. — Des chiens sont badigeonnés entièrement avec un enduit imperméable, et deviennent albuminuriques ; le sérum de ces animaux est injecté dans la jugulaire d'autres chiens, ils ne peuvent l'assimiler et deviennent temporairement albuminuriques.Or, le sérum des chiens bien portants injecté à d'autres chiens ne produit jamais l'albuminurie.

« Pour moi, dit M. le professeur Jaccoud, au sujet de ces expériences, elles me paraissent irréprochables, et je ne pense pas qu'aucune preuve aussi péremptoire ait été donnée pour démontrer : 1° la réalité des modifications moléculaires de l'albumine du sang ; 2° l'influence de ces modifications sur la filtrabilité de la substance à travers les membranes rénales, et sur son passage dans l'urine. »

Telle est la doctrine de l'altération moléculaire que professe M. Semmola depuis 30 ans au moins, et qui lui a servi à poser les bases de la méthode de traitement que nous lui avons entendu exposer et dont nous allons esquisser les traits principaux :

1° Rétablir les fonctions cutanées par des excitations méthodiques et continuelles. (1) — L'hydrosudopathie, surtout quand elle est pratiquée dans des établissements hydrothérapiques bien montés et qui mettent à profit toutes les ressources possibles, — étuves sèches, frictions, massages, douches jumelles, etc., etc., — est le moyen thérapeutique le plus énergique et le plus à *propos* pour réveiller les fonctions respiratoires de la peau. Il est de la plus haute importance de rappeler ici que le bon succès de cette partie du traitement dépend non seulement du genre d'applications hydrothérapiques, qui est réclamé dans le cas spécial, mais aussi de la façon dont cette application est faite. Ces moyens peuvent être formulés en quatre mots : *excitation cutanée, méthodique et constante !* Sans ces conditions, et en suivant seulement les pratiques ordinaires, le but du traitement n'est pas atteint, et j'ai constamment observé que les excitations cutanées, brusques et intermittentes, — bains chauds, étuves périodiques, etc., — c'est-à-dire les excitations qui laissent à la peau du malade un repos de plusieurs heures ou d'une journée, — sont incapables de rétablir l'activité fonctionnelle de la peau d'une façon définitive, tandis qu'au contraire les excitations plus légères, mais souvent renouvelées, avec une méthode graduelle et progressive, aboutissent à un résultat très heureux.

2° Soumettre le malade à un régime lacté, rigoureux et exclusif. — « La constitution chimique particulière des principes albuminoïdes de ce précieux aliment doit sans doute être considérée comme le secret de son à-*propos* vraiment classique dans cette maladie. Laissant de côté

(1) Voy. Revue mensuelle de médecine et de chirurgie.

les questions théoriques, ce qu'il y a de sûr, à mon avis, c'est que le régime lacté est la condition *sine qua non* du traitement. Tous les aliments très azotés, tels que les viandes, les œufs, etc., dont on a conseillé jusqu'ici l'usage systématique sous le prétexte de réparer les pertes d'albumine subies par le sang, sont, sans aucun doute, très nuisibles au malade, et ne font réellement qu'augmenter les pertes d'albumine, comme il l'a démontré le premier dès 1850 ; et Gubler et tous les autres expérimentateurs l'ont confirmé après lui. En effet, cette prescription diététique, qui a l'air d'être si grossièrement rationnelle, ne représente ni plus ni moins qu'une erreur très banale de physiologie, parce que l'assimilation des principes albumincïdes est une propriété de l'économie vivante, laquelle réclame nécessairement une série de fonctions préliminaires qui doivent, toutes ensemble, concourir au résultat final ; et c'est vraiment une utopie que de croire qu'il suffise de mettre certains aliments dans l'estomac, pour que l'organisme puisse s'en assimiler les principes utiles, sans se préoccuper le moins du monde des troubles plus ou moins profonds des différents rouages de cette fonction complexe qu'on appelle nutrition. Un de ces rouages est, sans contredit, l'activité respiratoire de la peau, et c'est précisément par le trouble de cette fonction que, dans la maladie de Bright, l'organisme subit une grande diminution dans sa faculté assimilatrice des principes albuminoïdes, à la suite de la suppression complète de ces fonctions et de la dyscrasie qui en provient, de façon que, comme conséquence finale, l'organisme est forcé de se débarrasser de l'excès des principes albuminoïdes dont on prétend le suc chargé ; et il ne s'agit pas seulement d'une simple augmentation d'albumine dans les urines, mais il s'agit aussi d'une aggravation du processus rénal, à la suite de l'effort dépuratoire que les reins doivent supporter pour délivrer l'économie de ce lest inutile, de ces principes albuminoïdes introduits par la voie de l'alimentation.

3° Administrer au malade des doses croissantes d'iodure de potassium et de chlorure de sodium, en raison de la tolérance, dans le but de favoriser, par ces agents, l'activité des échanges nutritifs et d'aider à la résolution du processus rénal, quand il n'a pas encore atteint son degré fatalement progressif.

4° Enfin, dans certaines constitutions spéciales, on pourra tirer un certain profit des inhalations d'oxygène et des préparations sulfureuses.

Une des conditions fondamentales dans le traitement de la maladie de Bright, ainsi que de plusieurs autres processus chroniques, parenchymateux ou interstitiels, réside dans la patience sans bornes que le médecin doit s'imposer. Il ne doit pas trop facilement conclure à l'insuccès, car les changements heureux qui peuvent être réalisés dans le cours de certaines actions morbides très complexes, sont toujours presque imperceptibles, même après plusieurs semaines de traitement. Et cependant, si le premier pas d'un changement heureux a été fait, et que l'observation clinique rigoureuse s'en soit assurée, le médecin peut compter que la marche favorable continuera et deviendra toujours plus saisissable, surtout si le clinicien ne se lasse pas d'étudier incessamment, jour par jour, toutes les conditions particulières du malade par rapport à ce qui l'entoure, afin que rien ne puisse lui échapper pour modifier à temps la direction du traitement.

5° Tous les autres moyens thérapeutiques recommandés dans le but d'amender les symptômes de la maladie de Bright, et principalement l'emploi des différents purgatifs, doivent être considérés comme des *méthodes de traitement désespérées*, qui peuvent ramener l'équilibre momentanément par des mécanismes très nuisibles sous le rapport du traitement pathogénique primitif et qui, en conséquence, aboutissent toujours à augmenter les difficultés de rétablir l'équilibre physiologique de la cause première, c'est-à-dire l'activité des fonctions cutanées.— Ces méthodes purgatives doivent être seulement acceptées lorsque le médecin doit nécessairement renoncer au traitement étiologique rationnel dans une période très avancée de la maladie, et lorsque, en conséquence, il n'a pas d'autre but à atteindre que de prolonger seulement la vie **du malade.** »

———

SUR LA

SYMPHYSÉOTOMIE

ET LA

Manière de la pratiquer

AVEC LA FALCETTA OU SYMPHYSÉOTOME

———

Le savant directeur de la clinique d'accouchements de l'hôpital des Incurables a travaillé, dans ces dernières années, à la réhabilitation de la symphyséotomie qui semblait devoir être complètement rayée de la liste des opérations obstétricales. Comme on le sait, cette opération fut proposée, pour la première fois, dans le dernier quart du siècle dernier, par Sigault, de Paris, pour remplacer l'opération césarienne. Au début, elle inspira de si grandes espérances, que tous les accoucheurs l'accueillirent avec un enthousiasme irréfléchi qui la fit pratiquer un peu à tort et à travers, et les voix autorisées qui auraient pu, à ce moment, en formuler sagement les indications, furent si peu écoutées, que de nombreuses et malheureuses tentatives la firent tomber bientôt dans le discrédit le plus complet.

Le professeur Raffaele, dans un travail intéressant que nous avons sous les yeux, s'est efforcé de relever cette opération en s'appuyant sur les résultats obtenus par ses collègues, les professeurs Morisani et R. Novi. Il ne cherche pas à se poser en champion de la symphyséotomie pour lui octroyer une valeur et des mérites qu'elle n'a pas, mais il déplore, dit-il, l'obstination de ceux qui veulent, dans un acte de justice sommaire, la condamner sans appel et lui enlever même le bénéfice inviolable de la défense.

Il ne pense pas que les statistiques anciennes puissent servir à asseoir un jugement sérieux sur sa valeur réelle parce que, dans la plupart des cas, elle a été pratiquée dans des conditions d'angustie pelvienne si considérables, que l'écartement des os du pubis, même le plus exagéré, n'aurait pu suffire à harmoniser l'élargissement du bassin avec le volume du fœtus.

On sait aujourd'hui qu'après la section de la jointure, les pubis s'écartent de 7 à 14 millimètres et, que cet écartement peut être porté à 67 millimètres et même plus par l'abduction forcée des cuisses. Mais, il est arrivé que l'accoucheur est tombé sur des sujets dont les symphyses sacro-iliaques étaient ossifiées, de sorte que l'écartement obtenu ayant été insuffisant, on a eu recours à des tractions violentes avec le forceps, et à diverses autres manœuvres qui ont produit des désordres sérieux, bien propres à compliquer la gravité du traumatisme opératoire. C'est ainsi qu'on a mentionné, parmi les accidents attribués à cette opération, des contusions et des déchirures des parties génitales externes dans le voisinage de la symphyse pubienne, des lésions traumatiques du canal de l'urèthre, des destructions partielles de la vessie, des déchirures des symphyses sacro-iliaques, etc. ; comme accidents consécutifs, on a vu se produire de la suppuration des ligaments de la jointure, de la carie et la non-réunion des pubis, des abcès des articulations sacro-iliaques et du tissu cellulaire du bassin, enfin, des métrites et des péritonites. Mais aujourd'hui, les progrès réalisés dans les autres branches de l'obstétrique, permettent de mieux établir le degré d'élargissement que peut supporter le bassin par la symphyséotomie, et de mesurer plus exactement avec le pelvimètre son degré d'étroitesse, de sorte que les indications opératoires peuvent être formulées avec plus d'exactitude.

Enfin, on peut faire bénéficier cette opération des

avantages de la méthode antiseptique, de sorte que les dangers du traumatisme en lui-même en sont à peu près conjurés. Dans de telles conditions, il serait vraiment injuste de rayer la division de la symphyse pubienne du cadre des opérations obstétricales, surtout lorsqu'il s'agit de lui substituer des opérations d'une gravité bien plus grande.

Toutes les fois, en effet, qu'au terme d'une grossesse, la santé et la viabilité du fœtus n'ayant pas été troublées, on se trouve en présence d'une angustie pelvienne qui sort des limites de l'action compressive du forceps, on n'a plus qu'à choisir entre la crâniotomie et la gastro-hystérectomie, si on rejette la symphyséotomie. Alors que l'opération césarienne était considérée comme d'une gravité exceptionnelle, on s'était habitué à ne pas se préoccuper de l'existence du fœtus, ce qui fit que les gynécologistes n'hésitaient pas à choisir l'embryotomie.

Depuis que Porro a fait connaître sa méthode opératoire, le point de vue de la question a été complètement déplacé. Un grand nombre de gynécologistes italiens se sont précipités avec une sorte d'engouement sur cette méthode qui leur semblait devoir résoudre le problème, en réduisant à presque rien les chances de mort pour la mère. La possibilité d'extraire l'enfant vivant par la gastro-hystérectomie, la réputation de bénignité de cette opération, relativement à l'ancienne section césarienne, réputation qui lui a été procurée par quelques succès remarquables, ont produit une violente réaction sur l'opinion et l'ont entraînée dans une voie opposée à celle qui avait fait poser, dans ces mêmes conditions, le fœticide en règle générale.

Entre ces deux lignes de conduite, entre ces deux exagérations, il existe fréquemment un moyen terme qui permet de sauver les deux êtres, dont la vie est en question, sans leur faire courir grand danger, comme le démontrent les résultats inespérés obtenus à la clinique de Naples, à l'aide de la symphyséotomie.

Les dissidences portent donc à l'heure qu'il est sur l'admissibilité soit de l'opération césarienne, soit de l'embryotomie, soit enfin de la symphyséotomie remise en honneur par les professeurs Novi et Morisani. Cherchant à apprécier les motifs des préférences que les médecins italiens accordaient à la céphalotripsie, le professeur Raffaele en trouve la raison dans les funestes résultats que donnait l'opération césarienne , et dans l'importance plus grande, donnée avec raison à l'existence de la mère par rapport à celle du fœtus ; de sorte que la céphalotripsie était l'opération de prédilection et la section césarienne l'opération de nécessité. La proposition de Jaccolucci fut une conséquence naturelle du découragement des chirurgiens devant les hécatombes que donnait l'opération césarienne, ainsi que devant la répugnance qu'ils éprouvaient à sacrifier le fœtus. La section césarienne modifiée inspirant plus de confiance, a certainement amoindri les indications de la céphalotripsie, mais les incertitudes qui entourent la vie intra-utérine, la possibilité d'assurer l'existence du fœtus à 7 mois ou un peu plus, les dangers considérables de la gastro-hystérotomie, sont d'un grand poids, dans le choix de la symphyséotomie, lorsque les conditions où se trouve la mère ne sont pas trop défavorables.

On ne saurait donc vouloir quand même assurer l'existence du fœtus, au risque d'exposer la mère aux plus grands dangers ou même à la mort.

Dans de telles conditions, la symphyséotomie se présente comme une question éminemment humanitaire et qui a été rendue essentiellement pratique par les études des professeurs Novi et Morisani. M. Novi vient de pratiquer successivement, m'a-t-il dit, six symphyséotomies avec succès, sans avoir jamais observé d'accidents.

A l'hôpital des Incurables, cette opération est pratiquée suivant une méthode particulière, et à l'aide d'un instrument spécial appelé *falcetta* (serpette). Cet instrument qu'on pourrait appeler *symphyséotome* est une sorte de bistouri boutonné, courbe sur le tranchant, et dont la concavité correspond à la forme et à la grandeur de la convexité de la face interne de la symphyse pubienne.

La femme est placée sur le dos, les cuisses dans la flexion forcée sur le bassin et dans l'adduction, on vide la vessie et on laisse la sonde dans l'urèthre. La symphyse

étant bien reconnue par l'opérateur, on fait, au-dessus
du clitoris, une petite incision qui va jusqu'à l'articulation. Par cette incision on introduit l'extrémité boutonnée
de la *falcetta* et on la fait cheminer en dedans en rasant
l'articulation, jusqu'à ce qu'elle soit arrivée au bord
supérieur interne du pubis. Alors, la courbure de l'instrument étant, comme nous l'avons dit, correspondante à la
forme de la symphyse, le chirurgien en opère la section
en retirant l'instrument, et en ayant soin de porter toujours l'extrémité boutonnée en dehors, afin de section-
ner les ligaments de la face antérieure. La section opérée, on fait un pansement par occlusion. Il va sans dire
que toutes les précautions antiseptiques doivent être
prises. Par ce procédé, qui avait été déjà conseillé par
Rizzoli, dont le manuel opératoire est simple et d'une
exécution facile, on évite tous les dangers de la suppuration, et la réunion en est toujours la règle. Aussi bien
nous pensons que c'est à lui, en partie, que doivent être
attribués les succès obtenus à cette clinique, et qui
recommandent tout spécialement à l'attention des chirurgiens une opération si bien tirée de l'oubli où elle
était injustement laissée.

SUR LA

XYLOTHÉRAPIE

Les études et les recherches de Burq, sur le traitement des maladies par les métaux, seraient peut être restées longtemps improductives sans les remarquables travaux de Charcot, de Dumontpallier, de Debove et de tant d'autres, qui ont répandu ses idées et propagé sa méthode. Aujourd'hui l'influence des plaques de métal et des aimants sur l'anesthésie ou la contracture est un fait bien connu : du reste, cette méthode a ses racines dans l'antiquité, comme le démontrent les anneaux constellés de Paracelse, les armures d'aimant, les aiguilles de Perkins, etc. Depuis longtemps aussi, on obtenait des effets analogues avec les révulsifs, vésicatoires, sinapismes, eau chaude, laine chauffée ou autres. Mais voici que M. Jourdanis a obtenu des résultats semblables, mais bien plus inattendus, avec des substances tout autres, et il nous les fait connaître dans un travail fort intéressant sur *l'action esthésiogène de certains bois*. Déjà en 1878, M. Hugues Bennet avait fait des recherches sur l'action des plaques de bois directement appliquées sur la peau, et M. Jourdanis, reprenant ses expériences, a constaté qu'on rappelait ainsi la sensibilité chez les malades anesthésiques *bien plus rapidement* qu'avec les métaux.

De même que tous les métaux n'agissent pas avec la même intensité, ainsi tous les bois n'influencent pas de la même façon les sujets en expérience. Il fallait donc déterminer expérimentalement quel est le bois avec lequel les malades sont le plus fréquemment en contact dans ces rapports *de sensibilité intime* dont parle Burq dans sa théorie de la métallothérapie, et aussi quelle est l'*idiosyncrasie xylinique* de chacun d'eux.

Au point de vue de l'efficacité de leur action on peut les classer, d'une façon générale, dans l'ordre suivant : Quinquina, thuya, bois de rose, acajou, pitch-pin, noyer, érable, pommier. D'autre part, M. Féréol a observé avec un bracelet de liège, dédoré par l'usage et le temps, les mêmes effets que lorsqu'il était recouvert d'une feuille métallique, de sorte que le liège occuperait une place importante dans les degrés de cette échelle. Au contraire, avec le peuplier, le frêne, le palissandre, le sycomore, on n'obtient aucun effet sensible.

Indiquons brièvement les effets constatés ; avant tout, il convient de noter que l'auteur n'a jamais obtenu de phénomènes de transfert. Ordinairement la première sensation qui se manifeste est celle de la pression de la plaque sur le point d'application, puis la peau devient rouge, et si des piqûres d'épingles ont été faites auparavant pour constater l'anesthésie, on les voit s'entourer d'une auréole érythémateuse, et parfois, laisser écouler un peu de sang, puis, souvent en moins de dix minutes, la sensibilité de la peau est complètement recouvrée.

Cette action esthésiogène des plaques de bois n'a pas été acceptée sans conteste : on a objecté que la pression de la plaque suffisait pour ramener la sensibilité, mais avec du marbre, une pierre quelconque, on n'obtient aucun résultat. On a dit encore que ces phénomènes pouvaient dépendre de la différence de température entre la peau et la plaque, en un mot, de la déperdition de calorique, mais, la température étant la même pour tous les bois, pourquoi diffèrent-ils dans leur action ; pourquoi le peuplier n'agit-il pas comme le quinquina ? Du reste, on ne modifie en rien le résultat si on élève la température de la plaque de bois.

Enfin, M. Hugues Bennet a émis l'opinion dans le *Journal of neurology* que ces phénomènes dépendaient de l'*expectant attention*. Certes on ne peut nier que, dans certains cas, l'imagination n'ait une grande influence sur les diverses manifestations sensitives, mais alors comment expliquer, dans tous les cas, la vascularisation de la peau, la rougeur et l'écoulement sanguin ?

Puisque, avec les plaques de bois, on ne peut invoquer l'action des courants électriques qui se produisent dans les métaux impurs, on est obligé de recourir à l'hypothèse du professeur Schiff, pour expliquer la façon dont agissent ces divers modificateurs de la sensibilité. D'après lui, les différents corps n'agissent qu'en produisant des vibrations moléculaires très rapides, en rapport avec le mouvement vibratoire moléculaire du système nerveux ; les caractères de ces vibrations étant variables pour chaque substance, et sans doute aussi pour l'appareil nerveux de chaque sujet, on comprend l'espèce d'affinité individuelle pour tel ou tel bois. Cette théorie repose sur ce fait physique incontestable que tous les corps sont animés de vibrations moléculaires continues et transmissibles.

Expérimentant d'après ces principes les effets des vibrations d'un diapason, l'auteur a vu chez huit hystériques, non anesthésiques, des fourmillements et de l'analgésie se montrer sur le bras introduit dans la caisse d'harmonie de l'instrument, et dans tous les cas, l'imminence d'une attaque convulsive a obligé d'interrompre l'expérience.

Certes, voilà une hypothèse on ne peut plus séduisante, mais, ce n'est toujours qu'une hypothèse.

KÉLOÏDE SPONTANÉE

Retz le premier a signalé, en 1790, dans un ouvrage intitulé : *Des maladies de la peau et de celles de l'esprit*, l'existence d'une maladie de la peau, fort singulière, à laquelle il donna le nom de *dartre de graisse*, et qui se rapporte parfaitement à ce que nous connaissons aujourd'hui sous le nom de *kéloïde*. Plus tard, Alibert en fit une description vraiment scientifique et assez exacte pour que la plupart des auteurs, après lui, se soient contentés de répéter ce qu'il avait écrit. Il divisait la kéloïde en deux variétés distinctes : la *kélis genuina* ou kéloïde vraie ou spontanée, qui nait de toutes pièces sans avoir été précédée par une ulcération ou une plaie ; et la *kélis spuria* ou kéloïde cicatricielle qui se développe sur les cicatrices des solutions de continuité de la peau. On a conservé depuis cette distinction dont la légitimité est établie par les observations anatomiques de Follin, de Rokitansky, de Lebert, de Langhaus, de Virchow et de Kaposi.

Alibert avait classé la kéloïde dans les dermatoses cancéreuses et lui avait même donné au début le nom de cancroïde à cause de la ressemblance de ces excroissances cutanées avec un crabe. Tibbury Fox la considère comme une affection tuberculeuse, Bazin la regarde comme un produit de la diathèse fibroplastique, Erasmus Wilson la range parmi les vices de nutrition, et Hébra, dans sa classification anatomo-pathologique, l'étudie comme une néoplasie du tissu conjonctif du derme et la place parmi les néoplasies bénignes. Enfin, Hardy considère la kéloïde comme appartenant aux difformités de la peau. « Sa bénignité, dit-il, et sa résistance aux moyens de traitement m'empêchent de la considérer comme une véritable maladie, et m'ont engagé à la placer à côté du vitiligo, des éphélides, de l'ichthyose et des verrues. »

Quand on examine à l'œil nu une coupe longitudinale et perpendiculaire de ces excroissances, on voit une masse fibreuse, dense, blanchâtre, dont les fibres ont une direction parallèle à l'axe longitudinal de la tumeur. Au microscope, dit Hardy, à qui nous empruntons ces détails sur les recherches histologiques, on constate la persistance à l'état normal de l'épiderme, du corps muqueux et des papilles : puis dans l'épaisseur du derme, on voit un corps étranger se présentant sous forme de fibres fortement pressées, presque toutes dirigées horizontalement, quelques-unes seulement coupant obliquement la masse fibreuse horizontale, et, entre ces fibres, des noyaux et des cellules fusiformes, répandues principalement à la périphérie de la tumeur, à l'endroit où ces fibres sont moins serrées. Au-dessus, mais surtout au-dessous de la tumeur, on trouve des follicules pileux étranglés, des glandes sébacées et sudoripares aplaties et altérées, et dont la forme se rapproche de la normale, à mesure qu'on s'avance vers les parties périphériques. Au centre de la tumeur, on ne voit ordinairement ni vaisseaux, ni glandes.

Nous venons d'observer, à Constantinople, un cas de cette affection extraordinaire qui mérite d'être décrit : Il s'agit d'une jeune fille de 14 ans à qui on fit observer un jour, il y a environ six mois, qu'elle portait une tache, une sorte de cicatrice blanchâtre sur la partie gauche du cou, et qu'elle n'avait pas remarquée jusque-là. Si l'existence de cette tache ne lui avait pas été révélée dans cette circonstance toute fortuite, elle aurait peut-être passé inaperçue longtemps encore, car elle ne lui occasionnait ni gêne, ni démangeaison, ni douleur. Toujours est-il que son attention ayant été mise en éveil, elle en suivit dès lors assez anxieusement la marche, car elle redoutait de la voir s'étendre davantage. Mais, contrairement à ses craintes, la tache est restée stationnaire. Cette jeune fille, parfaitement réglée, d'une santé exubérante, ne porte aucune trace de scrofules. La tumeur qu'elle porte se présente sous la forme d'une ellipsoïde dont le plus grand diamètre est de 3 centim. 1/2, et le plus petit de 2 cent. ; elle fait au-dessus de la peau une saillie de 2 millimètres environ, sa couleur est d'un blanc nacré qui tranche avec celle de la peau avoisinante ; à la partie supérieure, elle est entourée d'une petite auréole bleuâtre, et à la partie inférieure d'une sorte de petit bourrelet corné; sa surface est unie, lisse. Au toucher, elle est d'une consistance ferme, un peu élastique, et on constate qu'elle a une épaisseur double de celle de la peau qui l'entoure. Du reste, comme nous l'avons déjà dit, elle est complètement indolente, sans que toutefois on observe de la diminution de la sensibilité. Enfin, elle est unique et on n'a jamais remarqué qu'elle augmentât de volume durant la période menstruelle.

D'après la description que nous venons d'en donner, il serait difficile de confondre cette saillie avec un nœvus, à cause de l'absence de coloration, non plus qu'avec une verrue, étant donnée son étendue. L'état général de la malade, le mode de développement de la tumeur, son isolement, ne permettent pas davantage de la prendre pour une affection tuberculeuse, scrofuleuse, syphilitique ou lépreuse. (L'absence de saillie, de dureté, de cet aspect parcheminé caractéristique, éloignent l'idée de la sclérodermie localisée. Elle possède au contraire tous les caractères de la kéloïde).

Tous les auteurs sont d'accord pour considérer la kéloïde plutôt comme une difformité de la peau que comme une véritable maladie, mais tous conviennent également que sa guérison est rare, et qu'elle persiste le plus souvent indéfiniment. La plupart des traitements qu'on a opposés à cette affection sont demeurés inefficaces. Le traitement interne est aujourd'hui complètement abandonné. Parmi les moyens externes, on a employé sans résultats les pommades iodurées, les pommades à la ciguë, au mercure, ainsi que les vésicatoires.

Seul, l'emplâtre de Vigo fournit des succès, et Hardy cite deux cas de guérison obtenus par son emploi. On a vanté la compression, qui aurait fourni de bons résultats et nous avons vu une guérison obtenue à l'aide de l'électropuncture. Beaucoup de chirurgiens ont tenté l'ablation de la tumeur par le bistouri ou les caustiques, mais elle a presque toujours récidivé. Nous croyons donc qu'on doit se borner à essayer de la faire disparaître par l'un des trois moyens que nous venons d'indiquer, l'emplâtre de Vigo, la compression ou l'électropuncture.

DILATATION DE L'ESTOMAC

Traitement par les lavages

La dilatation de l'estomac, qui est plutôt un état acquis qu'une maladie véritable, présente cependant beaucoup plus souvent qu'on ne le croit en général, un certain nombre de troubles gastriques qui n'appartiennent pas à sa symptomatologie propre, et qui, pour cela, peuvent facilement être attribués à une dyspepsie simple ou à une affection organique de l'estomac. Il est dans ces conditions d'autant plus nécessaire de préciser le diagnostic, que ces troubles comportent un traitement propre des plus efficaces, comme nous avons pu nous en convaincre en observant, dans le service de M. le professeur Sée, quelques malades qui ont fait le sujet d'une conférence clinique fort intéressante.

Les causes de la dilatation de l'estomac ont été rangées en deux classes : celles qui se rattachent à un obstacle matériel qui empêche mécaniquement l'estomac de se débarrasser de son contenu, et celles qui reconnaissent pour cause une altération des parois stomacales qui ne peuvent plus concourir à l'expulsion du contenu. Cependant, en dehors de ces deux causes, il convient d'en mentionner une troisième qui est relative à l'habitude de manger copieusement.

Les signes fonctionnels par lesquels s'annonce la dilatation stomacale présentent parfois des particularités qui méritent d'être signalées.

L'appétit est sujet à des variations parfois singulières : d'abord il va sans dire qu'il est subordonné à l'affection que la dilatation vient compliquer ; alors que chez un cancéreux l'appétit est nul, il ne faut pas oublier que la dilatation, chez les gros mangeurs et les gloutons boulimiques, est le résultat de besoins excessifs. Cela n'empêche pas que, même chez ces derniers, l'appétit diminue ou même disparaît. Toutefois il peut revenir dans certaines périodes, comme on a pu l'observer sur un malade du service atteint d'une dilatation si énorme, qu'une sonde de 60 centimètres ne pouvait atteindre le fond de l'organe. Beaucoup de malades, au lieu de perdre l'appétit, éprouvent sans cesse un sentiment de *vide* qui les sollicite à manger constamment, de sorte que pour eux la satiété n'existe en quelque sorte jamais. Il arrive alors que l'ingestion répétée des aliments amène une surcharge permanente de l'organe.

Comment s'opère alors l'exonération de l'estomac ? Quand le pylore est libre, comme chez les boulimiques, l'évacuation se fait par le bas et sous forme, le plus souvent, de diarrhée lientérique. Dans un certain nombre de cas, l'estomac ne se vide que par *regorgements*, comme la vessie paralysée.

Dans une période plus avancée de la maladie, les moyens sont devenus impuissants, l'estomac ne peut plus se désemplir, et les vomissements surviennent à titre de soulagement. Le caractère essentiel des matières vomies est leur grande abondance : un des malades de la clinique rendait vingt à vingt-cinq litres de liquide par jour. Les matières sont composées des ingesta plus ou moins décomposés et mélangés à des substances d'une âcreté et d'une acidité excessives dues aux altérations secondaires éprouvées par les aliments. Parfois elles contiennent du sang qui leur donne une couleur noirâtre, marc de café, qu'on retrouve aussi dans le cancer. Mais cette coloration existe également dans des cas où il est impossible de l'expliquer par la présence d'une certaine quantité de sang. Enfin, on y a constaté la présence de végétaux microscopiques et surtout de *sarcines*.

Dans une période encore plus avancée, il advient pour les vomissements ce que nous avons signalé pour l'évacuation par l'intestin : par suite du relâchement paraly-

tique des parois stomacales, le rejet par en haut des matières n'est plus possible, ou ne consiste qu'en quelques
régurgitations incomplètes. La cessation brusque des
vomissements doit donc être considérée comme un signe
extrêmement fâcheux, si l'état général ne s'améliore pas
en même temps.

Bien avant d'en arriver là, le malade est tourmenté
par la soif, les urines sont rares, et la constipation est
la règle. Cette constipation est due au fait que nous avons
signalé plus haut de la suspension du cours des matières
dans le tube intestinal. Mais il faut y joindre une autre
cause signalée par M. Sée : on sait que, parmi les fonctions de la bile, une des plus remarquables est celle qui
consiste à provoquer les contractions intestinales ; or,
dans les cas de dilatation, les substances n'arrivant qu'en
très petite quantité dans l'intestin, il en résulte un défaut
de sécrétion de la bile, d'où absence de contractions intestinales et, comme conséquence, la constipation opi-
niâtre que nous signalions.

De toute façon, l'absorption stomacale ne se fait que
très imparfaitement et la consomption fait de rapides
progrès. Kussmaül a signalé aussi ce fait que, par suite
de l'abondance des vomissements, il semble que tous
les liquides de l'économie disparaissent, que les parties
se dessèchent, et il attribue même à l'état particulier du
système nerveux qui en résulte, les convulsions qui se
montrent assez souvent chez des malades de cette caté-
gorie. D'un autre côté, M. Sée attire plus spécialement
notre attention sur la tympanite, qui est extrêmement
fréquente, mais qui, contrairement à ce qui a lieu d'ordinaire, ne produit pas de dyspnée, et voici l'explication
qu'il en donne : en même temps que l'estomac se dilate, il
s'abaisse, et malgré l'accumulation de liquide et de gaz,
le diaphragme n'est pas refoulé par l'estomac qui se trouve
à un niveau très inférieur. Il attribue souvent également
les douleurs dites gastralgiques qu'on observe si souvent,
à la distension de l'estomac par les gaz, à une tympanite
plus ou moins considérable.

Le diagnostic de la dilatation stomacale s'établit assez
facilement à l'aide des caractères que nous venons d'in-

diquer, joints à un certain nombre d'autres signes physiques que nous allons passer en revue : le plus manifeste, à un degré un peu avancé de la maladie, est assurément celui de la saillie de l'organe à la région épigastrique et aux régions voisines de l'abdomen, saillie qui est quelquefois sensible à la vue. Cette voussure augmente avec la quantité des aliments ingérés, et diminue à la suite de leur évacuation, de sorte qu'on voit se traduire ce qui se passe du côté de l'estomac sous forme de périodes alternantes d'expansion et d'affaissement. On peut augmenter la voussure en faisant prendre au malade des poudres effervescentes, à l'aide desquelles la tympanite s'accentuerait davantage ; mais, il est évident que par ce moyen on obtiendrait une dilatation forcée de l'organe par la force élastique des gaz qui se formeraient dans sa cavité, et l'idée qu'on pourrait se faire des dimensions réelles de l'estomac se trouverait faussée.

Des signes non moins importants sont fournis par la fluctuation et les gargouillements qu'on obtient en palpant et en remuant le malade : c'est l'analogue de la succussion hippocratique dans l'hydropneumothorax.

Ces bruits sont assez perceptibles à l'auscultation, et ou peut encore les exagérer en faisant avaler une boisson au malade ; pendant que l'oreille est appliquée sur l'abdomen on entend un bruit de *glouglou* jusque dans l'hypogastre.

La percussion vient enfin confirmer les indications précédentes : si le malade est debout, l'épigastre reste sonore à la percussion, tandis que les parties [déclives donnent de la matité. Les changements d'attitude, ainsi que la quantité de substances ingérées déplacent, bien entendu, les limites réciproques de ces résultats. Malgré cela, il se présente une difficulté sérieuse, lorsque la dilatation porte sur le côlon, au lieu de porter sur l'estomac, comme le professeur Sée en a observé un exemple. Dans le cas en question, tout faisait supposer qu'on se trouvait en présence d'une dilatation stomacale, mais la sonde introduite dans l'estomac indiqua des dimensions tout à fait normales.

L'emploi de la sonde constitue, en effet, un excellent

moyen de diagnostic, car il fournit des indications absolument certaines. En retirant par l'aspiration les liquides
de l'estomac, on peut constater leur quantité anormale.
S'il y avait lieu on pourrait aussi en injecter une certaine
quantité pour mesurer plus exactement sa capacité.

D'après Luschka, cette capacité est de 8 litres chez
l'homme, de 5 chez la femme. La longueur de la sonde
introduite fournit aussi des indications, et on peut toujours supposer une dilatation lorsque cette longueur dé-
passe 60 à 70 centimètres.

En effet, selon Benzol et Luschka, la longueur de
l'œsophage est de 28 centimètres, l'espace entre le cardia
et le pylore de 15 centimètres, la longueur de la bouche
au pharynx de 8 centimètres, et la longueur du pharynx
lui-même de 5 centimètres environ, soit une moyenne de
60 centimètres, c'est-à-dire les 3\8 de la longueur du corps.

On a également proposé l'introduction d'une bougie
droite et raide par l'œsophage jusqu'au moment où l'on
éprouve une certaine résistance : on peut alors, par la palpation, sentir la pointe de l'instrument à travers la paroi
abdominale et juger du degré de dilatation d'après le niveau où elle se trouve. Malheureusement, ce procédé jouit
de tous les inconvénients de la sonde raide anglaise, il
est dangereux et très pénible.

Le seul moyen de remédier à cet état de l'estomac,
c'est le lavage de l'organe. Kussmaül est le premier qui
l'ait appliqué. (*Deutsches Archiv fur klin. Medizin*,
1867.)

Il se servait pour cela d'une sonde œsophagienne
anglaise munie d'une ouverture latérale et d'une pompe
à main inventée par Wyman et qui avait d'abord été appliquée à l'opération de l'empyème. Aujourd'hui ces instruments sont complètement délaissés, grâce à l'application qu'on a faite du siphon, et on ne se sert plus guère
que des appareils de Foucher, en France, et d'Oser, en
Allemagne. Ils consistent en un tube en caoutchouc mou,
ordinaire, dont la sonde uréthrale de Nélaton a donné
l'idée, à parois lisses, de deux mètres de long, d'un
diamètre de 10 millimètres pour les femmes, et de 12
pour les hommes, d'une épaisseur de parois de 2 milli-

mètres et demi environ ; les bords de l'extrémité du tube sont arrondis.

A une certaine hauteur, un mètre et demi à deux mètres, on fixe contre la muraille de l'appartement un vase gradué en fer-blanc et rempli d'eau, à la base duquel se trouve un ajutage à robinet auquel on fixe un tube en caoutchouc qui peut être relié au premier tube faisant office de sonde.

L'opération se fait de la manière suivante : le patient étant assis, on abaisse la langue avec l'index de la main gauche ; le tube ayant été trempé dans l'eau pour le rendre plus glissant, on en plonge l'extrémité dans le pharynx et on recommande au malade de faire quelques mouvements de déglutition alternant avec de larges inspirations.

A partir de ce moment, les efforts de déglutition qui font remonter l'œsophage à la rencontre du tube, pour l'entraîner ensuite en bas pendant les grandes inspirations, suffisent pour le faire pénétrer dans l'estomac où son arrivée est annoncée le plus souvent par la sortie d'une certaine quantité de gaz.

Quand la sonde a pénétré d'une longueur d'environ 60 à 70 centimètres, on enfonce dans son extrémité libre la canule dont le tube du vase est munie, et on laisse pénétrer dans l'estomac le liquide à injecter, dont le vase a été préalablement rempli, et dont la quantité varie d'un demi-litre à un litre. Cela fait, on enlève l'extrémité libre de la sonde, et le patient, se levant debout, on la laisse tomber dans un récipient placé à terre. La sonde qui est alors pleine de liquide fait office de siphon, puisque l'extrémité qui est dans l'estomac est à un niveau plus élevé que l'autre, et tout le contenu de l'estomac se trouve ainsi évacué. D'ordinaire on fait ainsi trois ou quatre irrigations.

Cette opération est si simple et si facile, qu'au bout de deux ou trois séances les malades arrivent à la faire eux-mêmes sans le secours de personne. Ces irrigations se font deux ou trois fois par semaine avec les liquides appropriés : eau pure et froide, eau de Vichy ou autre solution alcaline, si l'on constate de l'acidité exagérée des sécrétions muqueuses ; eau acidulée (acide chlorhydrique), s'il y a alcalinité ; eau salicylée, s'il y a décomposition des matières, etc.

L'emploi de cette méthode présente quelques contradictions qu'il est bon de signaler : telles sont l'hypertrophie trop prononcée des amygdales, l'étroitesse extrême de l'arrière-gorge, une tumeur du voisinage qui rétrécirait l'entrée du pharynx et enfin l'anévrysme de la crosse de l'aorte dont la sonde pourrait amener la rupture. M. Gaston du Pré a rapporté un cas de ce genre recueilli dans la clinique d'Oser, de Vienne, et qui montre à quel point il faut être prudent lorsqu'on soupçonne une lésion de ce genre : un malade qui avait eu une pneumonie quelque temps auparavant, se plaignait de vomissements bilieux ; les matières rejetées étaient très souvent teintes de sang ; l'auscultation du cœur ne montra rien d'anormal, seulement au niveau de l'aorte on percevait un bruit métallique pendant la systole. La respiration devint bientôt cornée, la voix éteinte, et le passage des aliments (même des boissons) à travers l'œsophage, impossible ; au laryngoscope aucune trace de paralysie. Le professeur refusa de soumettre le malade à l'introduction de la sonde molle, malgré l'impossibilité où il se trouvait d'avaler quoi que ce fût.

Bien lui en prit ; le malade mourut deux jours après que la proposition du traitement lui eût été faite, et l'autopsie démontra l'existence d'un anévrysme de la crosse de l'aorte comprimant l'œsophage, tandis que la paroi antérieure de celui-ci était, au niveau de la compression, amincie et imbibée de sérosité sanguine. Nul doute que l'introduction de la sonde n'eût été suivie d'une hémorrhagie foudroyante.

Quant aux résultats du traitement, les faits sont on ne peut plus démonstratifs : chez un malade du service de M. Sée, on retirait par la sonde un liquide très fétide, à odeur fécaloïde, couleur café au lait, et une certaine quantité de suc gastrique, fait contraire à ce qu'affirment certains auteurs d'après lesquels cette substance ferait constamment défaut dans la sécrétion de l'estomac. Des lavages alcalins en modifièrent rapidement la nature.

L'augmentation de poids des malades durant le traitement ne laisse pas de doute sur la restauration effective des fonctions gastriques, comme le fait si judicieusement observer le professeur Jaccoud, aussi, cette méthode tend-elle à se vulgariser rapidement, et la faveur dont elle est l'objet est bien justifiée par les succès qu'elle fournit dans la pratique, dans les cas où toutes les tentatives de traitement sont restées infructueuses.

TRANSFUSION DU SANG DANS LE PÉRITOINE

d'après la méthode des Drs GOLGI et RAGGI

C'est un peu partout qu'on a travaillé aux moyens de rendre plus pratique et moins dangereuse l'opération de la transfusion du sang, dans les cas assez nombreux où elle est formellement indiquée ; mais nous avons remarqué que, dans les nombreuses tentatives entreprises dans ce but, une grande part devait être faite aux médecins italiens.

Tout récemment encore, les docteurs Golgi et Raggi ont inauguré une nouvelle méthode de transfusion, et ils ont publié, à ce sujet, plusieurs observations dans lesquelles de remarquables succès avaient été obtenus en injectant du sang dans le péritoine. L'appareil dont ils se servent consiste en une canule pourvue d'un robinet, et communiquant au moyen d'un tube de caoutchouc, avec un entonnoir ordinaire de verre. Après avoir fermé le robinet, on remplit tout le système tubulé de sang dé-défibriné pris sur un sujet robuste.

On pousse la canule à travers la paroi abdominale, à trois travers de doigt au-dessous de l'ombilic et au niveau de la ligne blanche, puis le robinet une fois ouvert, on voit le sang pénétrer spontanément avec une certaine lenteur dans la cavité abdominale. On ajoute 250 à 300 grammes de sang et l'on panse la piqûre avec un carré de diachylon.

Si nos recherches sont bien exactes, il aurait été fait dans l'année neuf transfusions de sang d'après cette méthode. L'une des dernières en date a été pratiquée à l'hôpital de Saint-Jean, à Turin, par les docteurs Silva et Lanza, sur un sujet anémique, et suivie de succès. Enfin trois nouveaux cas viennent d'être publiés dans *la Medicina e la Chirurgia*. L'un fut opéré par les professeurs Golgi et Raggi, l'autre par le professeur Golgi et le docteur Dagna, enfin le troisième par le docteur Scottini.

Les excellents résultats qu'on en a obtenus dans le traitement des causes morbides qu'on voulait combattre, aussi bien que la bénignité de l'opération elle-même et la facilité de son exécution, nous engagent à reproduire in-extenso ces trois dernières observations :

Obs. I. (*Prof. Golgi et Raggi.*) — Il s'agit d'un certain Dagradi, de 31 ans, reçu au Manicomio de Voghera pour cause de démence simple, et qui, réduit à un état fort grave par un catarrhe chronique de l'intestin, a été soumis par nous à la transfusion dans le péritoine, le 18 février dernier. (V. second cas de transfusion péritonéale avec issue favorable, chez un aliéné oligocytémique ; compte rendu de l'Institut Lombard, séance du 18 avril 1880, et *Gaz. delle Cliniche*, n. 8.) Les avantages qu'on avait retirés de cette première injection de sang surpassèrent toutes nos prévisions, car, outre l'amélioration de la constitution du fluide sanguin (dans la période de dix jours, l'hémoglobine de 44,6 à 61,9 0/0), on a vu se relever l'activité des fonctions digestives qui étaient languissantes ; d'autre part, le catarrhe intestinal fut notablement amélioré et le malade put se nourrir, tandis qu'on observait, en même temps, un réveil remarquable des facultés intellectuelles, perception et mémoire. Cette amélioration s'est maintenue durant deux bons mois, au bout desquels les selles diarrhéiques et sanguinolentes ont reparu, et le malade est retombé dans l'état de dépression physico-morale des mois passés. L'état du sang, vérifié de nouveau au citomètre, donna 44 0/0 d'hémoglobine. Malgré la gravité de l'état général et les mauvaises conditions dans lesquelles se trouvait une partie des organes abdominaux, en présence surtout de l'inutilité des autres méthodes curatives, nous résolûmes d'essayer encore la transfusion du sang dans le péritoine, ce que nous fîmes le 13 juin à 2 heures de l'après-midi. Nous injectâmes, selon les règles ordinaires, et en prenant les précautions nécessaires, 370 centim. cubes de sang défibriné pris sur un sujet sain. L'opération ne provoqua aucune souffrance. Sa durée a été d'un peu plus de six minutes. Pendant l'opération, le pouls, qui était à 88, s'abaissa à 72. La respiration resta à 16. Temp. maxima du soir, 37°5. Le jour suivant, on trouvait le ventre un peu tendu et douloureux à la pression dans la région de la fosse iliaque gauche. Le malade était plutôt abattu, il avait soif ; urines normales. Dans la journée, T. max. 38°1.

Le second jour, la sensibilité de la fosse iliaque gauche continue, mais moins forte. La température s'élève notablement : 39°4. A partir de ce moment, tous les symptômes de réaction, locale ou générale, disparaissent rapidement. Le 11 septembre, à 6 h. du matin, T. 36°7 ; à midi, 36°5 ; à 4 h. 30, 37°2. En ce qui concerne l'abdomen, le sixième jour de l'opération on pouvait inscrire sur la feuille d'observation : ventre indolent, souple, dépressif et tympanique dans tous les points. Le contenu des globules du sang semble avoir augmenté dès le second jour (hémoglobine, 47,2). L'augmentation fait successivement des progrès de quelques degrés (*maximum* 49) ; ensuite, elle reste stationnaire. En ce qui concerne l'état général, le malade est soulagé, il est toujours gai, ses forces ont augmenté, son aspect est meilleur, mais la diarrhée continue toujours.

Obs. II. (*Prof. Golgi et Dr Dagna.*) — Cet autre cas est aussi d'une haute signification, car l'injection a été faite chez une jeune dame de 26 ans, qui se trouvait encore dans la période puerpérale et chez qui, par conséquent, le danger de la péritonite était grandement à craindre. La cause première de l'oligocythémie a été une hémorrhagie abondante pendant l'accouchement ; ensuite, des lochies sanguinolentes abondantes et la *malaria* ont contribué à entretenir cet état. Après avoir vérifié avec le citomètre l'extrême oligohémie (hémoglobine, 22 0/0), le Dr Dagna, fortement impressionné par deux ou trois faits semblables, quoique plus graves encore (hémog., 10 0/0), qu'il venait d'observer dans le même hôpital et qui avaient eu une issue funeste, quoi qu'on n'eût négligé (en dehors de la transfusion), aucun moyen curatif pour arracher ces malheureux à la mort ; le Dr Dagna, disons-nous, se décida, malgré la période puerpérale et l'état fébrile de la malade, (T. 38°2), à pratiquer la transfusion péritonéale, qui fut exécutée par le professeur Golgi, le 30 mai dernier.

L'opération n'a présenté rien d'extraordinaire. (Quantité

de sang injecté, 350 cent. c.; durée de l'injection, 7 minutes.)
Deux heures après l'opération, la malade a fait de violents
efforts pour vomir; sensation de froid, dépression générale, menaces de lypothymie ; douleurs abdominales, non
seulement à la pression, mais aussi spontanées, spécialement dans la région épiploïque droite. Avant l'opération,
T. A. 38°2 ; après l'opération, T. A. 37°.

Cinq heures après l'opération, cet état de dépression se
dissipe, mais les douleurs de ventre persistent, ainsi que
son gonflement et sa tension, quoiqu'à un degré moindre ;
à 11 h. 1/2 du soir, T. A. 38°4. Le jour suivant, la fièvre
persiste avec une T. A. maxim. de 39°1 à 4 h. du soir. Les
symptômes locaux ont beaucoup diminué. L'amendement
continue, et le quatrième jour la malade peut se lever.
L'examen cytométrique dénote une légère augmentation
de l'hémoglobine le deuxième, le troisième et le quatrième
jour ; ensuite, état stationnaire, voire même légère diminution les sixième, septième et huitième jours ; nouvelle augmentation progressive les jours suivants. Le douzième jour
après l'opération, l'hémoglobine s'était élevée à 32,6 0/0.
Dans cet état, et quoique l'anémie fût encore très grave, la
malade, trouvant sa santé améliorée, et ne faisant aucun
cas des remontrances qu'on lui adressa sur la probabilité
d'une prompte rechute, voulut quitter l'hôpital.

Obs. III. (*Dr Scottini.*)—Cuzzoni Marguerite, villageoise de
Garlasco, âgée de 45 ans, affectée d'oligocythémie extrêmement grave (hémoglobine 11 0/0), d'anchilostomiase et
d'anasarque. Transfusion péritonéale pratiquée avec l'assis-
tance du professeur Golgi, par le Dr Scottini, le 2 juin à 3 h.
de l'après-midi. Injection de 270 c. c. de sang défibriné
pris sur une femme saine. Légère sensation de brûlure
pendant le premier jour au niveau de la piqûre. Pas de
douleur de ventre ni d'augmentation de la tension, ni de la
température. Les jours suivants l'examen du sang au citomètre accuse une très légère augmentation de l'hémoglobine les deuxième, troisième et quatrième jours, (en tout
pas plus de 2 0/0) ; l'examen pratiqué les septième, neuvième
et onzième jours donne avec des oscillations insignifiantes, des résultats identiques à ceux fournis avant l'opération. Quant à l'état général, on observa une légère amélioration durant les premiers jours qui suivirent, surtout dans
l'état des fonctions digestives. Mais cette amélioration a été
de courte durée et la malade est retombée dans le même état
qu'avant, de sorte qu'une terminaison funeste est à prévoir.

Les trois observations que nous venons de rapporter sont des plus concluantes, du moins en ce qui concerne la bénignité de l'injection de sang dans le péritoine. Nous voyons, en effet, que les accidents locaux sont insignifiants et que, dans aucun cas, on n'a eu à déplorer d'inflammation grave du péritoine. En ce qui concerne l'influence de ces transfusions sur les maladies contre lesquelles on les a employées, il parait bien difficile de se prononcer, les cas étant encore trop peu nombreux et les indications nous ayant paru, dans d'autres, tirées un peu trop hardiment.

Quoi qu'il en soit, pour obéir à la nécessité de faire connaitre sa valeur curative, nous reproduisons les conclusions du travail des créateurs de la méthode :

1° Le sang injecté dans le péritoine entre manifestement dans la circulation ; car vingt minutes après l'injection, les auteurs purent déjà démontrer l'augmentation progressive des corpuscules sanguins dans la masse du sang ; le maximum de l'augmentation s'observait du premier au second jour.

2° L'augmentation de l'hémoglobine est à peu de chose près en rapport avec la quantité de sang injecté, pourvu que l'injection ne soit pas trop abondante.

3° L'accroissement de l'hémoglobine résultant de l'injection, continue pendant quelques semaines, même après 27 jours : cependant, en général, l'hémoglobine commence à diminuer graduellement, après le maximum d'augmentation.

4° On peut obtenir cette augmentation d'hémoglobine aussi bien sur les animaux en parfait état de santé que sur ceux anémiés par des saignées successives. Il arrive même que, chez ces derniers, l'augmentation s'obtient plus vite que chez les autres.

5° En résumé toutes ces expériences ont persuadé aux auteurs que la transfusion du sang défibriné dans le péritoine était préférable à la transfusion dans les vaisseaux.

CURE DES ANÉVRYSMES

APPLICATIONS de COURANTS GALVANIQUES EXTERNES

L'idée première d'appliquer l'électricité à la cure des anévrysmes dans le but de provoquer la coagulation du sang, appartient à Alph. Guérard, qui proposa ce moyen à Pravaz, en 1831.

Depuis, un grand nombre de chirurgiens se sont occupés de cette question, les uns, au point de vue clinique, comme Philips, Ciniselli, Giraldès, Stambio, etc. ; les autres, au point de vue du mode d'action du galvanisme sur le sang, comme Regnauld et Broca. Mais jusqu'ici on ne s'était proposé de provoquer la formation de caillots oblitérants qu'en ajoutant l'action de l'électricité à celle développée par la présence des aiguilles dans le sac anévrysmal. C'est à MM. Gallozzi et Vizioli qu'il revient d'avoir songé à appliquer l'électricité seule, par des applications externes, au traitement des anévrysmes.

Nous avons vu pratiquer cette méthode dans la clinique de M. Galozzi sur un malade atteint d'une énorme tumeur anévrysmale du tronc bracchio-céphalique, qui avait déformé les côtes et repoussé la clavicule, et occasionnait au malade de la dyspnée et des douleurs violentes. Pendant le peu de temps que nous avons pu observer ce malade, il nous a été donné de constater la diminution progressive du volume de la tumeur, ainsi que l'amendement

considérable des autres symptômes, dyspnée, douleurs névralgiques, etc. Enfin, notre aimable ami, le professeur
Vizioli, nous a présenté un malade traité par lui avec
succès trois années auparavant, et dont l'histoire clinique a été publiée dans le fascicule de juillet du *Morgagni;* nous avons pu nous convaincre que la guérison s'é-
tait parfaitement maintenue depuis lors. Voici la description qui avait été faite de la tumeur avant le commencement
du traitement : au niveau de la clavicule droite, on observait une grosseur qui commençait près de l'articulation
sterno-claviculaire, et occupait l'espace triangulaire compris entre les deux insertions du sterno-cleïdo-mastoïdien,
et qui faisait une saillie considérable. La clavicule droite
était fortement recourbée en dehors surtout dans ses deux
tiers internes. Un examen attentif de la tumeur permettait d'y noter un mouvement rythmique correspondant
aux battements du cœur, c'est-à-dire de véritables pul-
sations ; à la palpation, le mouvement rythmique était
beaucoup plus sensible, et il semblait que la clavicule
droite y participât. C'était bien évidemment un anévrysme spontané. Ce malade fut soumis au traitement par
les applications externes de courants galvaniques d'après
la méthode dont nous parlons, par M. Vizioli lui-même.
Dix-huit séances furent faites à la clinique de M. le professeur Cantani dans laquelle se trouvait le malade, et
un nombre égal au dispensaire électrothérapique de l'hôpital clinique, après lesquelles la guérison pût être considérée comme obtenue. A l'heure qu'il est, si on ne constatait pas le soulèvement de la première côte et de la
clavicule vers leurs extrémités sternales, il serait vraiment impossible d'affirmer que ce point a été le siège
d'une tumeur anévrysmale aussi considérable.

Aujourd'hui cette méthode possède déjà à son actif un
certain nombre de résultats cliniques qui permettent
sinon de la juger, au moins de fonder sur elle quelques
espérances, et qui doivent en tous cas nous engager à
l'étudier sérieusement. En effet, M. Vizioli, à lui seul, a
traité ainsi une trentaine de cas d'anévrysmes de l'aorte
thoracique depuis environ quatre ans. Nous ne nous
arrêterons ici que sur douze de ces observations dont

nous connaissons assez les résultats pour pouvoir en parler. Dans 4 cas, résultats absolument négatifs ; dans 6, amélioration notable ; dans 2, guérison. Parmi les 6 cas où une amélioration notable fut obtenue et dont la tumeur présentait un volume variant entre celui d'une noix et celui d'un œuf de poule, on observa que la tumeur diminua de volume et que ses parois devinrent plus épaisses et plus résistantes. Malgré tout, dans tous les cas, sans exception, on a calmé les angoisses et les douleurs névralgiques, quelquefois si atroces, qui accompagnent fréquemment ces tumeurs et tourmentent les malades. Voici la terminaison de ces 8 cas :

Deux moururent à l'hôpital des Incurables par compression de la trachée et par rupture du sac interne, comme il arrive si souvent dans les cas bien guéris d'anévrysmes traités par l'électro-puncture. Dans l'un d'eux, M. le docteur Morisani constata à l'autopsie que la portion externe de l'anévrysme, sur laquelle seule pouvait porter l'action de l'électricité était comme l'appendice d'une grosse tumeur interne, c'est celle-là qui s'est rompue ; enfin la présence d'un coagulum fut constatée au point d'application du galvanisme.

Trois autres de ces cas ont été perdus de vue ; enfin, dans le dernier, il a fallu procéder à la galvano-puncture par suite du développement du sac interne. L'état du malade a été amélioré.

Au nombre des deux guérisons indiquées figure le cas observé par nous-même, et dont nous avons parlé au début. Dans le deuxième, qui n'est pas moins intéressant, il s'agit d'un pharmacien de Naples, qui avait été observé d'abord par les professeurs Gallozi et Tommasi. La tumeur faisait une saillie de la grosseur d'une petite noix, à la base du cou, à droite, et appartenait au tronc de l'innominée au point où se détache la carotide primitive. Après quarante applications, la tumeur, ainsi que les symptômes qui l'accompagnaient, étouffements, douleurs, disparurent à peu près complètement.

Voici maintenant de quelle façon la méthode est appliquée : On doit avant tout se servir d'une machine à courants constants, par exemple 8—10—12 éléments de Leclanché, 20—25 de Daniell modifiés par Onimus. L'intensité du courant est réglée de façon à produire au pôle négatif une sensation de brûlure comparable à une piqûre de sangsue. Les réophores étant imbibés d'eau salée, on applique le pôle positif au centre de la tumeur et le pôle négatif dans le voisinage, en le changeant de place pour éviter la production d'une escharre. Les séances sont renouvelées tous les jours, ou tous les deux jours, et leur durée est de 10 à 15 minutes.

La première fois que cette méthode fut employée par les professeurs Gallozzi et Vizioli, il s'agissait d'un malade chez qui les parois du sac anévrysmal et les téguments étaient si amincis, qu'ils n'osaient employer l'électropuncture, dans la crainte, d'abord, de ne pas obtenir de coagulum, mais, surtout, de voir se produire des hémorrhagies au travers des piqûres faites par les aiguilles, comme cela a déjà été observé plusieurs fois. L'excellence des résultats qu'ils en obtinrent engagèrent par la suite M. Vizioli à entreprendre quelques expériences pour bien étudier et établir la valeur de ce procédé.

Ces expériences, dont nous empruntons presque textuellement la description à la relation que l'auteur lui-même en a faite à l'académie de Naples, sont de deux ordres : les unes ont été entreprises sur des organes vivants, et les autres sur des tissus qui avaient subi au préalable une préparation permettant de réaliser à peu près les conditions physico-chimiques d'un sac anévrysmal.

Pour le premier ordre d'expérience, l'auteur se servit de cœurs de chéloniens préparés de façon à être remplis de sang liquide et à pouvoir être soumis ensuite au passage d'un courant. On connait l'expérience pratiquée d'ordinaire pour démontrer la théorie de Brücke touchant la coagulation du sang, et dans laquelle, si on fait la ligature des vaisseaux du cœur des chéloniens au moment de la diastole, on voit cet organe continuer à battre pendant plusieurs jours, le sang rester fluide durant tout ce temps-là, et la coagulation ne se manifester qu'au moment où le cœur perd totalement sa vitalité. Les cœurs ainsi préparés réunissaient donc toutes les conditions voulues pour rechercher si le passage d'un courant électrique pouvait provoquer le développement d'un coagulum sanguin à l'intérieur d'une enveloppe animale vivante pouvant être comparée, avec une rigueur suffisante, à une poche anévrysmale. On pourrait objecter, il est vrai, que les parois d'un tel cœur sont plus ténues que celles d'un anévrysme et des téguments qui les recouvrent, mais, si on se reporte à ce fait démontré que le sang en circulation amène à chaque seconde sous le champ d'action de l'électricité une nouvelle quantité de matériaux albuminoïdes qui facilitent la stratification du coagulum, on conviendra facilement que la petite quantité du fluide sur laquelle on opère ici constitue une condition défavorable qui compense parfaitement l'inégalité de résistance des enveloppes au courant.

L'expérimentateur appliquait directement les deux réophores sur le tissu du cœur, de manière à faire traverser par le courant leur ventricule unique dans le sens de leur plus grand diamètre, c'est-à-dire de la base au sommet; ou bien encore pour mieux se rapprocher des conditions physiques du sac anévrysmal, il adaptait à leur surface un lambeau de peau de cadavre préalablement imbibée de sérum. En opérant dans ces conditions, M. Vizioli a pu se convaincre que l'électricité appliquée directement, ou avec l'intermédiaire d'une enveloppe de peau humaine, sur la surface externe du cœur d'un chélonien rempli de sang, produit des coagula sanguins périphériques, lamellaires, dus au passage d'un courant constant fourni par 25 ou 30 éléments de la pile de Daniell modifiée par Onimus. D'autre part, ses recherches lui ont parfaitement démontré que le coagulum se développait constamment au point qui correspondait au pôle positif de la pile.

Dans le second ordre d'expérience, qu'il divise en deux séries, l'auteur fait observer lui-même qu'il s'éloigne davantage des conditions d'une artère anévrysmatique, mais il a voulu démontrer physiquement l'évidence du passage du courant à travers la peau humaine, et la coagulation par ce courant du sang enfermé dans cette même peau. Dans ce but, il prit une poire en caoutchouc, à pa-

rois épaisses, dont il enleva le fond en la coupant trans-
versalement en deux, et qu'il remplaça par un morceau
de peau humaine cousue aux bords de la moitié qui restait.

L'appareil ayant été rempli d'une solution d'albumine, on y fit pénétrer par le goulot deux aiguilles de
Ciniselli plongeant jusqu'au fond ; les aiguilles furent
mises en communication avec le galvanomètre-type de
Schivardi, qui sert à mesurer l'intensité du courant dans
l'électro-puncture. A la partie inférieure de ce petit appareil, constitué uniquement par de la peau humaine, on
applique les deux réophores d'une pile d'Onimus, de 30
éléments, après les avoir imbibés d'une solution de
chlorure de sodium, et on voit aussitôt l'aiguille du
galvanomètre marquer 5°, 10° ou même 20°. Il faut
donc en conclure que le courant traverse la peau humaine, quoiqu'elle présente ici une moins grande con-
ductibilité que sur le vivant. M. Vizioli a parfaitement
noté que toutes les fois que les aiguilles ne plongeaient
pas jusqu'au fond de l'appareil, le courant ne passait pas,
ce qui indique évidemment que le passage de l'électricité
n'avait lieu que dans les couches inférieures de la solution albumineuse qui étaient plus directement en contact avec la face interne de la peau.

Ceci étant établi, l'expérience fut répétée avec du sang
pur, qui fut conservé à l'état liquide par l'abaissement
de la température. Voici comment procéda l'auteur pour
ce nouveau genre d'expériences : il plaça dans un récipient largement évasé un mélange de sel de cuisine et de
morceaux de neige ; par-dessus il appliqua un large morceau de peau humaine adaptée à la concavité du vase ;
puis, il y versa du sang au moyen d'un tube en caoutchouc mis en communication avec la carotide d'un chien.
Le sang, ainsi placé au milieu d'une température de 0°,
se congèle mais ne se coagule pas ; c'est là une des
raisons qui ont fait abandonner l'emploi de la glace
dans la cure des anévrysmes, et Velpeau rapporte même
qu'ayant appliqué autour d'une tumeur anévrysmale un
mélange réfrigérant de glace et de sel, il vit la tumeur se
durcir instantanément, puis se ramollir dès que la cha-

leur revint. Pour lui faire reprendre sa fluidité pendant toute la durée de l'expérience, il suffisait ensuite de chauffer les parois du vase avec une lampe à alcool pour en élever la température de quelques degrés. Quand le sang était redevenu liquide, M. Vizioli plaçait entre la couche de glace et la peau deux réophores dont l'un était mis en communication avec le pôle positif de la pile et l'autre avec le pôle négatif. D'autre part, deux aiguilles de Ciniselli, en rapport avec un galvanomètre, plongeaient dans le sang comme dans l'expérience précédente.

Aussitôt que la pile était mise en activité, l'aiguille du galvanomètre-type marquait 10°, 15° ou 20° et au bout de 5, de 10 ou de 15 minutes, selon les cas, le coagulum commençait à se produire au pôle positif pour de là se propager insensiblement jusqu'au pôle négatif, et former ainsi une couche qui occupait le fond du vase, ou plutôt de la peau qui constituait ce fond. Si après cela on plaçait les aiguilles de Ciniselli au centre du liquide, le galvanomètre ne traduisait le passage d'aucun courant ; on n'observait pas non plus de coagulation de cette partie du fluide si on prolongeait la durée de l'expérience, ou bien alors il survenait une coagulation en masse commençant par la superficie du sang, comme dans la coagulation naturelle.

On peut donc conclure de ces expériences :

1° Que le coagulum, dans le 1er cas, est bien dû réellement à la seule influence de l'électricité appliquée à la face externe de l'enveloppe, puisque la coagulation a commencé par le pôle positif, dont des expériences fort inattaquables ont démontré le pouvoir coagulant, et qu'enfin la coagulation occupe toujours au début le fond du récipient ;

2° Que les coagula se forment exclusivement au contact de la face interne où les *rayons* électriques ont la plus grande intensité, et non au centre du sac anévrysmal ou aux points de surface se moulant et se stratifiant sur cette même surface interne. On n'a donc pas à craindre, avec ce procédé, de voir ces coagula transportés par le courant sanguin sous forme d'embolies, comme de nombreux faits cliniques ont démontré qu'il pouvait survenir dans d'autres cas.

Les observations cliniques, appuyées par les expériences de laboratoire, démontrent donc la possibilité d'obtenir un caillot susceptible d'organisation ; le malade qui nous a été présenté, et dont la guérison remonte à trois ans, en est une preuve manifeste.

Maintenant, ces caillots ont-ils les mêmes qualités physiques et, par conséquent, les mêmes propriétés que les caillots ordinaires ? Il est encore difficile de répondre. Mais, ce que nous savons bien, c'est que l'expérience a démontré, comme les recherches de Broca et de Regnault en témoignent, que les courants électriques agissent surtout en coagulant l'albumine du sang, tout en provoquant également la coagulation de la fibrine, tandis que les caillots formés spontanément ne retiennent que fort peu d'albumine dans leur réseau fibrineux.

Pour conclure, nous dirons :

1° Que les applications externes du courant galvanique peuvent déterminer la formation de caillots stratifiés dans les sacs anévrysmaux ;

2° Qu'on peut, par cette méthode, obtenir des améliorations équivalentes à des guérisons ;

3° Qu'on observe en tout cas la diminution du volume de la tumeur et l'amendement des symptômes, principalement des douleurs névralgiques ;

4° Que cette méthode ne présente ni inconvénient ni danger, puisqu'elle peut être appliquée par le malade lui-même ;

5° Qu'on peut la combiner avec une autre méthode, l'électro-puncture par exemple, dans les cas graves.

SYPHILIS VACCINALE

Les faits de transmission de la syphilis par le vaccin ne sont plus aujourd'hui l'objet d'une discussion sérieuse : ils sont évidents. Malgré cela, si on songe à l'importance sociale d'une telle question, on comprendra facilement tout l'intérêt qu'il peut y avoir à jeter, dans une étude d'ensemble, comme vient de le faire M. Fournier, un coup d'œil rétrospectif sur ces faits. Il serait oiseux de rapporter en détail l'histoire de l'épidémie de Rivalta, que tout le monde connait ; on se souvient également de l'observation de cet enfant bavarois à qui la syphilis fut transmise par la vaccination, et qui eut un si grand retentissement à la suite de la condamnation à deux ans de prison du malheureux médecin qui l'avait pratiquée, condamnation qu'on fut obligé de réduire à six mois sous la pression de l'indignation générale causée par cet arrêt sévère ; enfin on n'a pas davantage oublié le cas de transmission observé en 1865 à Paris avec du vaccin fourni par l'académie de médecine. Ces faits, qui se sont multipliés depuis, permirent d'établir d'une manière positive la règle suivante, que tout vaccin recueilli sur un sujet syphilitique crée un danger de contagion pour celui qui le reçoit.

Il est indéniable que la syphilis peut fort bien ne pas se transmettre par la vaccination. C'est ainsi que le Dr Delzenne qui avait toujours soutenu l'innocuité du vaccin recueilli sur un sujet syphilitique s'inocula trois fois de suite du vaccin provenant de femmes syphilitiques enfermées à St-Lazare, et le résultat fut toujours négatif. Après cette courageuse expérience, il vaccina consécutivement sept femmes avec du vaccin recueilli sur un sujet syphilitique, sans que la vérole fut transmise. Mais, ce ne sont là que des faits négatifs qui n'ont pas grande valeur. Du reste, on sait également que l'inoculation de chancres, de plaques muqueuses, de sang syphilitique n'a pas toujours été suivie de succès. Sur trois médecins, en effet, qui eurent le courage de s'inoculer du sang syphilitique, un seul fut infecté.

Malgré ces contradictions apparentes, dans lesquelles il faut faire la part de la réceptivité, du procédé d'inoculation, etc., la réalité de la syphilis vaccinale n'en est pas moins manifeste. Dans les cas de transmission de la syphilis, voici comment les choses se passent :

1° Parfois la syphilis seule est transmise, la vaccine ayant avorté. Tout se passe alors comme dans les cas d'inoculation syphilitique simple.

2° D'autres fois la syphilis et la vaccine se développent simultanément. Alors, plusieurs cas peuvent se présenter : si l'une et l'autre de ces inoculations suivent une marche normale, on voit la vaccine évoluer normalement et parcourir ses périodes en l'espace de trois semaines, et la syphilis ne se manifester que quelques jours après la disparition des accidents vaccinaux puisque l'inoculation est de 25 jours en moyenne. Mais si la durée de l'évolution vaccinale se prolonge et que celle de l'inoculation syphilitique diminue, les deux lésions pourront coïncider. Il pourrait se faire alors que les deux lésions fussent *isolées* tout en étant *contemporaines* ; c'est-à-dire que les piqûres se partageant, les unes produisent de la vaccine, les autres des chancres. Mais, fréquemment aussi, les deux lésions empiètent l'une sur l'autre, le chancre se développe sous la croûte du vaccin, il se développe une inflammation et une induration anormales, et lorsque la croûte tombe, il reste une ulcération caractéristique.

Il est d'une importance considérable, aussi bien au point de vue doctrinal que médico-légal, de porter un diagnostic exact entre la vraie et la fausse syphilis vaccinale, car il peut arriver qu'on ait vacciné un enfant syphilitique. La véritable pierre de touche de la syphilis vaccinale, c'est le chancre du bras, qui en est l'exorde fatal, et ce chancre diffère du chancre ordinaire, en ce que, à sa période adulte, il constitue une lésion *croûteuse*.

Pour M. Fournier, la syphilis vaccinale n'a pas une gravité particulière, comme on l'a supposé quelquefois. Des observations multiples ont démontré qu'un sujet syphilitique peut transmettre la syphilis quoiqu'il ne présente actuellement aucun accident apparent. Le danger est donc le même, que la syphilis soit manifeste ou à l'état latent. La transmission est même possible si le sujet vaccinifère est en incubation de syphilis, comme le démontre un cas observé à Rivalta. De même, le vaccin conservé, en plaques ou en tubes, est aussi dangereux que le vaccin porté de bras à bras. En ce qui concerne l'agent de transmission du contage ou de la syphilis vaccinale, on l'ignore complètement, malgré les hypothèses émises à ce sujet.

Le point le plus important dans cette question est celui qui a trait à la prophylaxie, car le diagnostic et le traitement ne présentent rien de bien particulier. Tout d'abord il faut bien se convaincre que la lancette peut servir d'agent de transmission ; il est donc indispensable, dans tous les cas, de bien la laver et de l'essuyer avant de la porter d'un bras sur un autre, même du vacciné sur le vaccinifère, et c'est là une précaution trop souvent négligée. A vrai dire, la vaccination animale seule donne une sécurité absolue. Malheureusement il n'est pas toujours possible de la faire.

En tous cas, voici les mesures indiquées par M. Fournier :

1° Il faut s'assurer, autant que possible, par les renseignements, les interrogations, l'examen, de la santé des parents du vaccinifère.

2° S'informer très exactement de la santé de la nourrice, s'il y en a une.

3° S'assurer de la santé de l'enfant, l'examiner attentivement pour rechercher la présence des manifestations syphilitiques actuelles, ou rechercher la trace des manifestations antérieures.

4° Ne prendre comme vaccinifère qu'un enfant de trois mois au minimum, et mieux de six, car la syphilis infantile éclot dans les trois premiers mois.

5° Pratiquer l'opération avec des précautions spéciales, attaquer superficiellement la pustule, laver à chaque fois la lancette, la bien essuyer, etc.

MYXOSARCOME

DE LA RÉGION DELTOIDIENNE DROITE

DÉSARTICULATION DE L'HUMÉRUS

REPRODUCTION DE LA TUMEUR NEUF MOIS APRÈS L'OPÉRATION

EXTIRPATION DE L'OMOPLATE

Et résection de l'extrémité scapulaire de la clavicule

———

Le sujet de cette observation est une jeune fille nommée Thérèse Izzo, âgée de 19 ans. Au mois de novembre de 1878 elle entra à l'hôpital des Incurables de Naples, pour une tumeur du volume d'une tête de fœtus qui occupait toute la région deltoïdienne droite et envoyait en même temps des prolongements en arrière de la fosse sous-épineuse à l'acromion. La tumeur avait un aspect lisse; la peau qui la recouvrait conservait sa couleur naturelle, sauf vers le mamelon et en quelques autres points où elle était plus pâle, amincie et parsemée de lignes bleuâtres. Au niveau de l'acromion la peau était très adhérente à la tumeur. C'était un myxosarcome. Le professeur d'Ambrosio, prenant en considération le siège et l'extension de la tumeur, proposa à la patiente la désarticulation de l'humérus qui fut pratiquée d'après le procédé de Fleury.

Neuf mois après la guérison, au milieu de septembre 1879, et au moment où elle se préparait à quitter l'hôpital, Izzo s'aperçut, sur la cicatrice et au niveau de l'acromion, d'un léger gonflement qui cependant ne l'inquiéta pas. Comme l'illustre professeur était absent à cette époque-là, il ne revit la malade qu'un mois après, et, à son grand étonnement, constata la reproduction de la tumeur qui avait déjà acquis un certain volume. Il informa la patiente de la gravité du cas et des difficultés d'une nouvelle opération. D'un caractère résolu, Izzo sollicita elle-même du professeur une nouvelle intervention. En présence d'une décision aussi ferme, M. Aniello d'Ambrosio se décida à l'opérer de nouveau, ce qu'il fit le 14 novembre, en employant la méthode de Lister.

Il fit d'abord la ligature de la sous-clavière en se contentant, pour ce premier temps opératoire, d'une demi-anesthésie par l'éther, qu'il rendit complète une fois la ligature terminée. La durée de ce premier temps fut de 25 minutes, à cause de la petitesse du vaisseau qui le fit d'abord prendre pour un autre, jusqu'au moment où, l'ayant soulevé avec l'aiguille de Cooper, il vit se produire, l'ischémie de la tumeur.

Après cela, deux incisions partant de l'acromion, limites supérieures de la tumeur, et descendant obliquement de haut en bas, l'une du côté externe et l'autre du côté interne du moignon, vinrent se réunir derrière lui.

Une autre incision dorsale d'une direction oblique, suivant une ligne imaginaire qui, partant de la fosse sous-épineuse, rejoindrait l'incision externe des deux premières. Les lambeaux disséqués, une grande partie du néoplasme qui avait déjà contracté des adhérences intimes avec les muscles, fut mise à découvert. L'acromion, 'apophyse coracoïde, le bord supérieur de l'omoplate, son épine, se trouvaient érodés et infiltrés par le néoplasme. Avec le tranchant d'un bistouri, l'articulation acromio-claviculaire fut ouverte, et en écartant avec le doigt un lobule de la tumeur, il fut facile d'arriver à l'apophyse coracoïde, qui fut débarrassée des insertions musculaires et ligamenteuses. L'introduction des quatre doigts de la main gauche, entre l'omoplate et les parois thoraciques de haut en bas, permit au professeur d'éloigner l'omoplate de la cage thoracique et de la dégager complétement. Restait encore à enlever un gros lobe de la tumeur qui envoyait des prolongements sous les muscles pectoraux et jusque sous la clavicule. Tandis qu'il .

était occupé à la disséquer avec soin, on entendit tout à coup un sifflement assez fort, semblable à un bruit de glou-glou, qui annonçait l'entrée de l'air dans quelque veine de l'aisselle. Immédiatement on exerça une forte compression au fond de la plaie.

La malade était devenue froide et livide comme une morte. Cependant elle reprit, et on essaya de continuer l'opération ; du reste la tumeur n'adhérait plus que par un pédicule très mince. Mais aussitôt un nouveau sifflement indiqua la rentrée de l'air dans la veine et la patiente devint comme un cadavre. La compression fut répétée et la malade fut enveloppée dans des couvertures de laine bien chaudes, tandis qu'on lui faisait respirer de l'ammoniaque. En même temps on la plaça dans la supination pour faciliter l'afflux du sang à la tête. Grâce à ces précautions, M. Aniello d'Ambrosio put continuer l'opération qu'il termina par la résection du tiers externe de la clavicule qui était aussi atteinte. Pansement de Lister. Les premières heures qui suivirent l'opération, firent craindre une fin prochaine : la température était très basse, les extrémités froides, il y avait de la dyspnée, le pouls était imperceptible. A 9 heures du soir, la malade fut prise d'un accès violent, elle sanglotait, elle vomissait, la respiration était haletante, elle était dans une angoisse extrême. Puis, une heure après elle revenait, ne se plaignant plus que d'une forte chaleur.

Le lendemain de l'opération, les conditions de la malade étaient plus satisfaisantes, son moral était relevé, elle demandait à manger. T. A. 38°2, pouls, 100.

Cet état continue jusqu'au quatrième jour, où on refait le pansement. La plaie paraît s'être réunie par première intention sur différents points, très peu de suppuration. Le moral de la malade est excellent, elle a de l'appétit : on lui donne de la viande et du vin. Jusqu'au sixième jour tout permettait d'espérer la guérison. Mais, le septième jour, quoique la température fut à 37°4, le facies devint mauvais et la malade elle-même se plaignit d'une faiblesse inattendue et d'un malaise général. L'aspect du fond de la plaie était livide ; il s'écoulait un pus sanieux et fétide et les bords de la solution de conti-

nuité étaient écartés dans les points où la réunion avait
été obtenue. Il y fut injecté de la glycérine à l'iodoforme
qui, d'après Lister, est considérée comme supérieure à
l'acide phénique. A 2 heures de l'après-midi du septième
jour survint un frisson et il se développa une fièvre
ardente qui, vers les 6 heures, amena une T. de 40°7. Le
délire reparut, et en même temps il survint une toux
violente, une forte dyspnée et une douleur de toute la
partie antérieure du thorax. La nuit fut très agitée. Le
huitième jour ces symptômes persistaient : râle crépitant
dans toute l'étendue du thorax. Temp. · matin, T. A.
39°9 ; soir, 40°5. La rate a un peu augmenté de volume.
L'état de la plaie est le même que la veille.

Les neuvième et dixième jours, continuation des
mêmes symptômes morbides. Le onzième jour, la fièvre
était en décroissance (37°8-38°), mais la dyspnée avait
augmenté, l'expectoration était devenue difficile ;
sueur abondante, urines sédimenteuses, dépression
extrême des forces, la patiente commence à ne pas distinguer les objets, l'ouïe est affaiblie. Le douzième jour la
température descend à 36°,7 ; le pouls est très-faible, le
facies livide ; affaiblissement de l'ouïe et de la vue ;
diarrhées profuses. Vers 7 heures du soir, temp. 36° et
plus tard, 35°,7. La malade ne reconnaît plus les assistants, ne répond plus, n'entend plus. Elle reste quelques
heures dans cet état et succombe à l'aube du treizième
jour.

PARALYSIE

CONSÉCUTIVE A UN

CATARRHE GASTRO - INTESTINAL

Les paralysies qui surviennent après les maladies aiguës, malgré leur importance très réelle, n'ont guère été l'objet d'études un peu sérieuses que dans ces dernières années, et c'est en vain, sauf en ce qui concerne les paralysies diphthéritiques, qu'on chercherait, dans la plupart des traités des maladies du système nerveux, une étude particulière consacrée à ces affections si intéressantes. Tout dernièrement, dans une excellente thèse d'agrégation, M. Landouzy a traité ce sujet de main de maître, et pourtant, bien des points ont encore été oubliés, spécialement en ce qui a trait aux paralysies consécutives aux troubles des voies digestives.

Un fait connu du vulgaire, c'est que la diarrhée *coupe les jambes*, et que si elle dure un peu, elle oblige le malade à garder le lit parce que ses jambes ne *peuvent plus le porter*, en un mot parce qu'il est survenu une colique légère. Eh bien, ce ne sont là que des formes atténuées de la paralysie dont nous voulons parler.

Différents auteurs, parmi lesquels J. Franck, ont signalé des cas de paralysies survenues après de simples coliques, ou au début d'une diarrhée comme dans l'observation de Baudin.

Des accidents analogues ont été indiqués après l'administration abusive des drastiques, et nous venons d'observer, tout récemment, un cas de paralysie survenue aussitôt après l'ingestion d'un lavement d'eau très froide chez un dyssentérique.

La paralysie est, en effet, une complication fort remarquable de la dyssentérie, et elle n'est pas aussi rare qu'on pourrait bien le supposer. Les auteurs anciens, et Avicenne, entre autres, l'avaient déjà indiquée. Zimmerman l'a observée sur la bouche, la langue et les membres inférieurs. Après lui, Conrad, Fabricius, Sauvages, ont rapporté de ces exemples dans lesquels la paralysie affecte différentes formes, tantôt alterne, tantôt *paraplégique* ou *hémiplégique*. D'après Barrallier, elles frapperaient le plus souvent une moitié du corps, un membre isolé, et plus spécialement les extenseurs, comme il arrive souvent pour la plupart des maladies abdominales avec douleurs exagérées.

Enfin, nous savons que les vers intestinaux amènent aussi des paralysies. Franck en a cité de nombreux faits et Fowler nous a fait connaitre celui d'une femme atteinte de paralysie croisée, due à la présence dans le tube intestinal de 53 lombrics. M. Potain nous a cité une femme complètement paralysée des jambes et qui guérit après l'expulsion d'un tænia.

Un nouveau fait de ce genre, plein d'intérêt et d'enseignement, vient de s'offrir à l'observation de ce savant maitre, dans son service à l'hôpital Necker. C'est une jeune orpheline de 16 ans qui fut prise, il y a un mois, de vomissements qui durèrent quelques jours et furent suivis d'une diarrhée avec coliques et ténesme, qui amenait sept à huit selles par jour, sans écoulement de sang. Cet état persista pendant trois semaines environ, au bout desquelles il survint une faiblesse des jambes telle que la malade dut s'aliter. A son entrée à l'hôpital, elle avait un affaiblissement considérable des membres inférieurs et plus spécialement des muscles de la partie antérieure de la jambe, avec diminution de la contractilité et analgésie notable. La T. A. est de 36°8. Du côté de la vue, il y a un peu de diplopie et des phosphènes. La diarrhée persiste et le ventre est ballonné.

Comme on le voit chez cette jeune fille, le catarrhe gastro intestinal a été le point de départ des accidents paralytiques observés.

Ces phénomènes nerveux rentrent dans l'ordre de

ceux auxquels on a donné le nom de paralysies réflexes et qui peuvent encore se rencontrer dans les fièvres éruptives, dans l'érysipèle, le rhumatisme, la tuberculose aiguë, la pneumonie, les affections des organes génitaux urinaires, les fièvres intermittentes, etc.

Le pronostic est évidemment bénin, car ces formes de paralysies sont relativement peu sérieuses et cèdent assez rapidement. Il va sans dire qu'il faut d'abord combattre la cause, le catarrhe gastro-intestinal, ce qui suffit fréquemment pour faire disparaître la paralysie qu'on traiterait ensuite, au besoin, par les moyens ordinaires.

INJECTIONS SOUS-CUTANÉES DE PILOCARPINE

DANS LE TRAITEMENT DES

MANIFESTATIONS DE LA SYPHILIS

Plusieurs expérimentateurs ont essayé l'usage de la pilocarpine dans le traitement des affections cutanées et de la syphilis. On connait les observations de Schmitz, de Simon et de Schueller qui ont vu pousser les cheveux après quelques injections de pilocarpine, sur des malades atteints d'alopécie. Se basant sur ce fait d'observation, que la saison chaude, qui excite la transpiration, atténue les souffrances des prurigineux, Simon trouva dans les propriétés sudorifiques de la pilocarpine, une indication de son emploi dans le traitement du prurigo, et en obtint d'excellents résultats. L'action de ce médicament sur les glandes salivaires et sudoripares fut également pour lui une indication d'essayer son usage dans le traitement de la syphilis, pour remplacer la décoction de Ziettmann, et il en retira de sérieux avantages. Le docteur Lewin a expérimenté l'action de cet agent sur trente-deux malades atteints de différentes variétés de syphilides. Sur ce nombre, il obtint vingt guérisons complètes chez des malades qui présentaient de larges condylomes, des exanthèmes variés, des lésions du pharynx, une périostite gommeuse et un ulcère de la jambe. Dans sept cas, les résultats furent insuffisants, et il fallut recourir aux injections de sublimé pour compléter la guérison. Enfin, chez les cinq autres individus, il fut obligé de suspendre la médication parce qu'il survint divers accidents tels que endocardite, hémoptisie, collapsus, etc.

Comme on le voit, une guérison complète fut obtenue dans 78 0|0 des cas. La durée moyenne des traitements fut de trente-quatre jours, et la dose de pilocarpine injectée chaque fois, fut de quinze milligrammes en moyenne. Toutefois, l'auteur fait observer que cette durée pourrait être de beaucoup abrégée si les malades n'exigeaient, dans la plupart des cas, une application de moins en moins fréquente du remède, aussitôt que se manifeste un amendement des symptômes.

Simon enveloppe le malade, immédiatement après l'injection, dans des couvertures de laine et le laisse ainsi durant deux ou trois heures, pour faciliter la diaphorèse. Enfin, il recommande expressément de ne pas associer ce traitement à la cure par les frictions mercurielles parce qu'il provoque alors facilement de la stomatite.

Pour le reste du traitement, Lewin soumet ses malades à une diète légère, diète pendant quelques jours, puis à une alimentation reconstituante ; il leur fait prendre des doses modérées de vin et de bière, et ne leur défend ni le café, ni le thé, mais il leur recommande avec instance de ne pas sortir par les temps froids et humides, voire même de garder la chambre durant quelque temps, sous peine de s'exposer à des affections arthritiques et rhumatismales, car les injections de pilocarpine laissent souvent après elles une sensibilité extrême aux influences de la température. C'est là un inconvénient fâcheux sur lequel le médecin de la Charité insiste d'autant plus, qu'avec les injections de sublimé, il permet aux malades de sortir par tous les temps, et bien loin d'avoir à s'en repentir, il a observé que ceux de ses malades qui avaient auparavant des affections rhumatismales, ont vu disparaître leurs douleurs à la suite de ces injections.

Parmi les accidents que peut déterminer la pilocarpine, et qui peuvent être assez sérieux pour obliger de suspendre le traitement, on a observé les nausées, les vomissements, la céphalalgie, les crampes, le tremblement des mains, le gonflement des glandes sous-maxillaires, la perte des forces, l'insomnie, l'érysipèle de la face et la stomatite.

En somme, il semble que la pilocarpine prévienne plus sûrement les récidives que le traitement hydrargirique, mais qu'elle est bien inférieure au mercure par la rapidité de la guérison et la sûreté du résultat. Avec les injections de sublimé qu'il a été l'un des premiers à préconiser, M. Lewin a observé 30 0/0 de récidive ; 25 injections ont suffi en moyenne, puisqu'il a traité 18,000 malades par 500.000 injections environ, et qu'il n'a observé que 23 abcès, soit, environ, un abcès sur quinze mille injections qu'il a toujours soin de pratiquer dans le dos.

DU TRAITEMENT

DES

KYSTES HYDATIQUES DU FOIE

PAR

L'IODURE DE POTASSIUM

Dans une précédente revue nous avons donné les résultats obtenus par M. Gallozzi à l'aide du traitement électrolytique, d'après la méthode de Murchinson, dans le traitement des kystes hydatiques du foie. Comme nous le disions alors, le savant professeur de clinique chirurgicale avait été conduit à employer ce traitement à la suite des succès que M. Semmola en avait retirés. Il nous a donc paru intéressant de placer, à côté de cette étude, une description de la pratique de ce professeur, et d'exposer sa manière de voir à ce sujet.

A l'heure qu'il est, M. Semmola a complétement abandonné le traitement électrolytique en tant, du moins, comme base du traitement, pour revenir à une méthode depuis longtemps abandonnée, mais qu'il a su faire revivre en la nourrissant d'expériences cliniques aussi neuves qu'intéressantes.

Cette méthode, qui n'est autre au début que celle d'Hawkins, a pour but de produire la mort des parasites et de provoquer ainsi l'atrophie du kyste par un traitement purement médical, puis, en dernier lieu, d'obtenir l'évacuation du *caput mortuum* à l'aide de l'intervention chirurgicale.

C'est à l'iodure potassique que notre savant ami a eu recours, et ses tentatives l'ont conduit, non seulement à la démonstration de l'efficacité de ce traitement, mais aussi à la découverte d'un fait expérimental des plus curieux, qui lui a permis de mieux préciser sa méthode en scindant le traitement en médication d'essai et en médication définitive.

Si après avoir administré l'iodure alcalin pendant plusieurs jours à haute dose à un malade atteint d'hydatides du foie, on retire à l'aide d'un appareil aspirateur une certaine quantité de liquide kystique et qu'on le soumette à l'analyse chimique, on y constate souvent, mais pas toujours, la présence de l'iodure potassique. Voilà ce que le professeur Semmola a démontré le premier d'une façon péremptoire. L'expérimentation clinique lui a plus tard permis d'observer que le traitement médical n'a de chances de réussite que dans les cas où l'iodure potassique filtre à travers les parois kystiques et se rencontre dans le liquide évacué. Dans le cas contraire, on ne se trouve plus en présence de kystes à parois vasculaires, comme il les appelle, et on ne peut espérer obtenir la réduction du kyste, parce que le sel potassique ne saurait tuer le parasite au contact duquel il n'arrive pas. C'est dans ces cas relativement plus rares que le professeur abandonne de suite le traitement médical pour donner la préférence à la méthode électrolytique que nous avons déjà décrite.

Il est bon de faire observer que dans l'une et l'autre de ces méthodes, il arrive une période où la diminution du volume de la tumeur reste stationnaire, et à partir de ce moment la continuation du traitement n'a plus de raison d'être. Cela tient à ce que le liquide ayant été résorbé, il ne reste plus que les parasites qui ont été tués et ne sont pas susceptibles de disparaitre. Il faut les considérer comme des corps étrangers inertes qu'on pourrait abandonner à leur sort si leur présence ne devait le plus souvent provoquer une inflammation et une suppuration éliminatrices, qu'il est préférable de prévenir en procédant immédiatement à leur extraction.

C'est à ce moment que le professeur a recours à la

méthode électrolytique qu'il n'emploie plus que dans le but de produire des adhérences sûres. C'est là un moyen qu'il considère comme bien supérieur à tous ceux préconisés jusque-là pour atteindre ce but. Les adhérences une fois obtenues, il incise les parois et fait le drainage de la cavité.

A la suite de cette description sommaire, nous reproduisons l'observation encore inédite d'un malade ainsi traité par M. Semmola et que nous devons à sa bienveillante amitié.

OBSERVATION. — Paul Marcano, âgé de 45 ans, à la suite de grands écarts de régime, et peut-être aussi d'un usage immodéré de viande de porc, commença à souffrir au mois de septembre 1877 d'un catarrhe gastro-intestinal et de dérangements du ventre. Il négligea de se soigner et laissa ainsi s'écouler plus de six mois durant lesquels ces accidents allaient en s'aggravant. Pendant ce temps il éprouvait une sensation de pesanteur et de gonflement dans la région épigastrique droite. Il se développa insensiblement, en effet, une tumeur qui atteignit bientôt le volume d'une grosse tête d'enfant. Les troubles digestifs étaient devenus insupportables et la maigreur avait fait de rapides progrès. La faiblesse était extrême. Le malade entra à l'hôpital des Incurables au mois de mars de l'année suivante dans le service du professeur Semmola.

A ce moment, la tumeur avait 32 centimètres de circuit, et on pouvait évaluer à 0,20 cent. son diamètre antéro-postérieur. Après avoir examiné le malade, M. Semmola distingua un kyste hydatique du foie. Il fit une ponction aspiratrice au point le plus saillant, et l'examen microscopique et chimique des 30 gr. de liquide qu'il retira confirmèrent complètement le diagnostic.

Le malade fut alors soumis au traitement par l'iodure de potassium donné à la dose de trois grammes par jour. Après cinq jours, nouvelle ponction capillaire. L'analyse démontre la présence d'une quantité considérable d'iodure de potassium dans le liquide retiré. L'auteur en conclut qu'il avait affaire à un kyste à parois vasculaires susceptible d'être réduit par le traitement médical pur.

Les résultats confirmèrent son attente, le kyste diminua progressivement de volume, et cela d'une façon si rapide qu'après 35 jours de traitement la tumeur n'avait plus que le volume d'un *gros œuf de poule*. A ce moment il y eut une période d'arrêt, et pendant les deux semaines suivantes, le traitement fut continué sans amener de nouvelle diminution du volume.

En revanche, une douleur sourde se développait dans cette région, il se manifesta de la chaleur et de la rougeur, accompagnées d'un peu de fièvre.

D'après l'expérience des autres cas dans lesquels le même traitement avait été institué, M. Semmola jugea que l'inflammation et la suppuration du kyste s'étaient déclarées sous l'influence du *caput mortuum* qui reste toujours dans la cavité après la mort du parasite produite par l'iodure alcalin.

Alors le professeur fit pendant quatre jours l'application de la méthode électrolytique, mais *seulement dans le but de produire des adhérences sûres*. Le cinquième jour il incisa le kyste et en fit le drainage qu'il continua jusqu'à la complète évacuation du contenu et à la cicatrisation définitive de la poche. La guérison fut obtenue en trois mois.

Conclusions. — De ce qui précède, on peut conclure :

1° Que si on administre l'iodure de potassium aux malades atteints de kystes hydatiques du foie, au bout de 4 à 5 jours, l'analyse chimique permet, dans un assez grand nombre de cas, de retrouver le sel potassique dans le liquide du kyste retiré à l'aide d'une ponction aspiratrice.

2° Que dans ces kystes à parois perméables à l'iodure de potassium, l'administration de ce sel peut entraîner la mort des parasites et produire la diminution du volume de la poche. Que par conséquent ces cas doivent être d'abord soumis au traitement purement médical.

3° Qu'il arrive fatalement un moment où le volume du kyste ne peut plus diminuer parce qu'il ne reste plus dans la cavité que le *caput mortuum* qui doit être traité comme tout autre corps étranger.

4° Que la méthode électrolytique constitue le moyen le plus sûr et le moins dangereux d'obtenir des adhérences.

5° Que dans tous les cas on doit d'abord instituer un traitement médical d'essai pour savoir si le sel potassique arrive dans le liquide kystique, parce que si l'analyse chimique ne l'y faisait pas découvrir, il faudrait immédiatement recourir à une méthode chirurgicale.

6° Qu'enfin les avantages de cette méthode sont de diminuer considérablement les dangers de l'opération de ces kystes du foie en réduisant à presque rien la surface suppurante.

DU

TRAITEMENT DE L'ÉRYSIPÈLE

PAR

L'ACIDE PICRIQUE

———

Le nombre des traitements qu'on a appliqués à la curation de l'érysipèle est véritablement fabuleux, et parmi tous ceux qui ont eu plus ou moins leur moment de vogue, on n'a que l'embarras du choix. Par des moyens généraux : saignées, vomitifs, purgatifs, sédatifs (digitale et opium), sulfate de quinine, on a tenté de juguler la maladie et d'en enrayer la marche, mais avec si peu de résultats, que l'expectation conseillée par Trousseau a encore été considérée par la généralité comme le précepte le plus sage. Les moyens locaux non seulement ont été beaucoup plus nombreux, mais ont joui d'une bien plus grande vogue. Les compresses de sureau, de décoction de graine de lin, d'althea, de laitue, de pavot, les solutions ferriques, plombiques, tanniques, les cataplasmes, les pommades mercurielles, iodurées et belladonées, les poudres de riz et d'amidon, le camphre, le collodion, le nitrate d'argent, les vésicatoires, voire même la faradisation et *tutli quanti*, sont là pour attester réciproquement de leur inefficacité. Cependant ces insuccès thérapeutiques, loin de décourager les chercheurs, ont paru les aiguillonner, et tous les jours on voit éclore de nouveaux spécifiques.

Considérant l'érysipèle comme engendré par un contage ou poison à diffusion plus ou moins puissante, un certain nombre de médecins ont cherché à combattre le .

principe spécifique. C'est de là qu'est née la méthode de traitement par les *injections d'acide phénique*, fort usitée en Allemagne, et pour laquelle M. Déclat réclame la priorité, attribuée par quelques auteurs à Hueter de Greiswald. On sait qu'elle consiste à circonscrire la zone envahie par une série d'injections sous-cutanées d'acide phénique (solution à 1 °/₀), répétées tous les jours, soir et matin, jusqu'à disparition de la fièvre. La lésion disparaîtrait le plus souvent du cinquième au sixième jour. Les injections ne donnent naissance à aucune irritation locale.

Enfin, M. Flaminio Tassi (1) vient de préconiser dans le même but l'usage de l'acide picrique. Il aurait été poussé à l'employer par ces considérations que cet acide, pénétrant par capillarité toutes les couches du derme, exerce une action astringente et sur le réseau vasculaire et sur l'appareil sudoral, qu'il anémie ainsi la peau, fait cesser rapidement la sécrétion morbide, et qu'il agit en outre comme agent antiseptique. On sait, en effet, comme Volkmann et Stenduer l'ont démontré, que l'exsudat de cette dermatite renferme une quantité considérable d'*éléments cellulaires* semblables aux globules blancs du sang, et qu'on rapporte, selon la théorie de Conheim, à une émigration extra-vasculaire qui s'épanche rapidement dans toutes les couches de la peau. Comme on le voit, le traitement aurait pour but d'empêcher le développement de cet exsudat tout en attaquant le contage. Voilà la théorie.

Voici maintenant en quelques mots ce qui a trait aux propriétés de cet acide :

Selon M. Chéron, l'acide picrique prévient les complications des plaies; favorise la cicatrisation et empêche les effets de la résorption purulente ; il arrête, dans l'organisme, le développement de la fermentation ammoniacale, modifie favorablement les sécrétions pathologiques des muqueuses, et s'élimine par les urines; il jouit de propriétés désinfectantes telles que les matières fécales mises en contact avec cet acide perdent toute odeur, et qu'on a pu obtenir la désinfection complète des latrines

---

(1) V. Giorn. Internaz, del Scien. méd. Vol. II, fasc. 9.

de l'hôpital de St-Lazare en y faisant verser dix litres d'une solution saturée d'acide picrique, c'est à-dire à 15 pour mille. Enfin, il est antiputride et empêche la fermentation putride de l'urine.

Braconnot le premier a employé, avec de bons résultats, le picrate de potasse comme fébrifuge. D'après Hoffok, le picrate d'ammoniaque colore la peau et les conjonctives. Chez les animaux, les injections hypodermiques de 15 à 20 centigr. d'acide picrique produisent un abaissement de température, une diminution des battements du cœur et une augmentation de la tension artérielle; à la dose de 40 à 50 centigr., au contraire, il accélère les mouvements du cœur, élève la température, diminue la tension artérielle, et finalement entraine la mort.

Le Docteur G. Buffalini l'a employé avec succès dans l'eczéma impétigineux.

Comme nous le disions plus haut, M. Tassi a essayé son action dans quatre cas d'érysipèle, et il a si bien réussi à arrêter l'invasion de l'exanthème, sans que les malades aient témoigné aucune autre souffrance, qu'il a cru devoir appeler l'attention des praticiens et des expérimentateurs sur ce nouveau moyen thérapeutique.

On étend matin et soir, sur les parties rouges, des compresses imbibées dans une solution saturée d'acide picrique.

Des observations plus nombreuses décideront de l'avenir réservé à ce traitement.

LAPARO-HYSTÉRECTOMIE

—

**Tumeur fibreuse interstitielle. — Ablation totale
de l'utérus. — Extirpation des ovaires.
Guérison.**

———

Depuis l'apparition de la méthode antiseptique, le pronostic des opérations les plus importantes a été si considérablement amélioré, qu'on voit pratiquer aujourd'hui de toutes parts, et avec assurance, des opérations qui, naguère encore, étaient regardées comme bien au-dessus des ressources de l'art, et le succès vient affirmer chaque jour les bienfaits de la révolution profonde amenée dans la chirurgie par les pansements de Lister et de Guérin. Grâce à eux, on peut intervenir dans un grand nombre de cas d'une gravité indiscutable sans être pour cela taxé de téméraire. Du reste, comme le fait si justement remarquer Nüssbaum, le plus bel éloge qu'on puisse faire de la méthode antiseptique, c'est assurément de l'accuser de pousser les chirurgiens à entreprendre des opérations jadis considérées comme hasardeuses et par suite condamnées. Aujourd'hui, il en est autrement, parce qu'on opère avec une grande sécurité, de telle sorte que la grande chirurgie tend tous les jours à se vulgariser davantage, à se démonopoliser, si je puis m'exprimer ainsi. Les opérations sur le péritoine ont plus spécialement bénéficié de ces incontestables progrès. La laparotomie est devenue, de l'avis de tous les chirurgiens instruits de la méthode antiseptique, une opération sans gravité réelle, et les opérations sur les ovaires comptent aujourd'hui des succès si nombreux, et la mortalité en est si insignifiante, qu'on peut vraiment dire qu'elles se sont généralisées. Les extirpations de l'utérus par la laparotomie sont beaucoup plus rares et constituent encore une nouveauté pour beaucoup de pays. C'est ainsi qu'elle vient d'être pratiquée pour la première fois, à Constantinople, par mon excellent ami le Dr Dallas, qui a eu l'amabilité de m'y faire assister en me permettant d'en suivre de près tous les détails.

Madame V. D..., âgée de 42 ans, d'une santé généralement mauvaise, est une femme rachitique, atteinte de cyphose et de scoliose considérables, et dont la santé a toujours été fort débile. Elle a été réglée pour la première fois à l'âge de 13 ans. Le flux cataménial a toujours été fort peu abondant, mais assez régulier. Elle s'est mariée à 33 ans et a eu trois enfants à deux années d'intervalle chaque ; le dernier est âgé de 5 ans. Dans sa jeunesse, elle a eu une fièvre typhoïde, et l'hiver dernier elle a souffert, plusieurs mois durant, d'un fort rhume accompagné d'un point de côté rebel. Elle s'est aperçue, il y a environ trois ans, de l'accroissement de volume que prenait progressivement son ventre, mais c'est l'année dernière seulement que cette augmentation a commencé à l'inquiéter, en raison des progrès rapides qu'elle faisait. A partir de cette époque, elle a été très éprouvée par de violentes douleurs qui se localisaient, dit-elle, tantôt dans la fosse iliaque droite, tantôt dans la gauche, même au niveau du pubis. Elle éprouvait en même temps des tiraillements pénibles qui lui occasionnaient, dit-elle, des lipothymies, des nausées et divers phénomènes nerveux, tels que bâillements, etc. Enfin les douleurs que nous avons signalées étaient exaspérées par la marche et la pression, à tel point que tout déplacement était devenu insupportable. Plus tard ces symptômes furent suivis de troubles profonds des fonctions digestives, dégoût pour toute espèce d'aliments, digestions laborieuses, vomissements incoercibles, etc. A tout cela se joignait une constipation habituelle si difficile à combattre que les garde-robes se faisaient fréquemment attendre pendant huit à dix jours. Depuis une année, la mens-

truation a commencé à devenir abondante et à être précédée ou suivie de pertes blanches et de divers malaises.
Les hémorrhagies ont acquis une telle intensité que bientôt sa santé s'est trouvée sérieusement ébranlée ; depuis
trois mois plus spécialement, elles ont tellement augmenté de gravité qu'elles obligeaient la malade à rester
couché la moitié du temps et lui occasionnaient des syn-
copes assez fréquentes.

Cette malheureuse femme s'est vue bientôt réduite à
un tel état de faiblesse que tout travail lui était devenu
impossible. Inutilement on s'est efforcé de relever ses
forces et d'arrêter les hémorrhagies ; c'est ce qui l'a décidée
à chercher un refuge à l'hôpital internationnal de Pan-
caldi, où elle entra au mois d'août passé. Elle désespérait
complètement de sa guérison et avait par suite le moral
très affecté.

Lorsque je la vis pour la première fois, Mme A. D...,
était très pâle et très amaigrie, son facies exprimait la
souffrance ; elle avait les yeux enfoncés, le nez effilé,
les lèvres pincées ; son corps était émacié et sa faiblesse
extrême. L'abdomen assez volumineux contrastait avec
la gracilité de ses membres et rappelait par sa forme
celle de la grossesse. Il y avait de l'ascite et de la pneu-
matose intestinale. La palpation permettait de reconnaitre
l'existence d'une petite tumeur ovoïde de la grosseur
environ d'une tête de fœtus de huit mois, très dure,
unie, d'une mobilité remarquable et par conséquent sans
adhérences. Au toucher vaginal, on constatait que le
col était en rétroflexion prononcée, dur et nullement
entr'ouvert. La tumeur faisait évidemment corps avec
l'utérus, car les mouvements imprimés au col se trans-
mettaient à cet organe.

La crainte d'augmenter l'hémorrhagie m'empêcha de
pratiquer le cathétérisme utérin. Par l'anus on constatait l'aplatissement du rectum par la tumeur. Le diagnostic de tumeur fibreuse interstitielle de l'utérus ne
donnait lieu à aucune hésitation. Je me bornai pour le
moment à la tonifier et à lui faire prendre des potions à
l'ergotine pour modérer l'hémorrhagie. Malgré cela tous
les symptômes s'aggravaient, son état s'empirait, et je

me décidai à proposer à la malade, après avoir pris l'avis de plusieurs confrères, l'extirpation de la tumeur et l'amputation du corps de la matrice, si cela était nécessaire, comme je le supposais, ce qu'elle accepta courageusement et résolument, quoique nous ne lui eussions pas laissé ignorer les dangers d'une telle opération.

La malade ayant été soumise à un traitement préparatoire, l'opération fut faite le lundi 13 septembre 1880, en présence et avec l'aide de mes excellents confrères et amis, MM. les docteurs Girerd, Kambouroglou, Sabadini, Stamélos et Triantafillidès ; enfin Mlle Weisentanner et MM. Toussaint et Asvellis, m'ont également prêté leur concours pour l'organisation de l'appareil opératoire et du pansement.

Opération. Chloroforme. — Pansement rigoureux de Lister. Je fis sur la ligne médiane, entre l'ombilic et le pubis, une incision de 10 à 12 centimètres de longueur environ. Trois ligatures perdues au catgut furent faites. Le péritoine incisé avec précaution, il s'écoula trois cents grammes environ de liquide ascitique ; on arriva immédiatement sur la tumeur qui s'offrit toute seule aux lèvres de la plaie et qui était constituée par l'utérus et par le corps fibreux, sous la forme d'une tumeur solide, à surface lisse et rouge et sillonnée dans toute sa circonférence par un grand vaisseau de la grosseur d'un crayon. A l'aide d'une forte pince de Museaux, la tumeur ayant pu être attirée au dehors, je me décidai aussitôt à faire en même temps l'amputation sus-vaginale de la matrice et à enlever aussi les ovaires et les trompes. Ces organes furent donc compris avec la tumeur. A la base, je plaçai la chaîne d'un écraseur de Chassaignac pour étreindre le pédicule au-dessus du vagin. Après l'avoir serré modérément, je le divisai en quatre lobules avec deux aiguilles passées en croix et portant des fils doubles de catgut qui furent noués séparément. Par dessus le tout, une ligature de sûreté également en catgut fut encore appliquée, et le tout incisé au dessous de la ligature. La chaine de l'écraseur retirée, le sang et le liquide épanchés dans la cavité abdominale furent soigneusement repris avec des morceaux de lint désinfecté ; le péritoine fut

nettoyé aussi soigneusement que possible. Le pédicule
est abandonné dans le bassin et nous procédons à la
réunion des parois incisées. Les bords du péritoine sont
réunis à l'aide de quelques points de suture en catgut ;
un second rang de points de suture séparés, également
au catgut, réunit complètement la peau. Enfin le pansement est appliqué. L'opération a duré une heure et quart,
et la malade n'a pas perdu plus de soixante grammes de
sang. Pendant le pansement, la malade a eu quelques
efforts qui nous ont obligés à suspendre son application,
pour bien maintenir l'abdomen avec les mains appliquées
à plat à sa surface. Elle est transportée dans son lit et
réchauffée.

Suites de l'opération. Premier jour, midi. Immédiatement après l'opération, la malade est très faible, le
pouls est petit et présente des intermittences, les extrémités sont froides. On les entoure de boules d'eau chaude
et on les recouvre de linge chaud. Comme il y a un peu
de collapsus, on pratique une injection hypodermique
d'éther qui éveille la malade. Il survient des vomissements fréquents qui sont combattus avec la glace. Vin et
cognac. La malade se plaint d'éprouver dans l'abdomen
des douleurs extrêmement violentes que nous combat-
tons par l'extrait d'opium donné par pilules de 25 millig.
chacune jusqu'à cessation complète. C'est ainsi que dans
les premières 24 heures, la malade a pris 25 cent. d'extrait thébaïque. A neuf heures du soir. T. A. 36°8. La
nuit est assez mauvaise. La malade est agitée, les douleurs continuent, les nausées persistent. La malade est
sondée toutes les trois heures.

14 septembre, T. A. à 9 heures du matin 37°3, pouls
96°. — Les vomissements cessent à 4 heures du matin.
A 8 h. 1/2 du matin T. A. 38°1, à 12 heures 38°6, pouls
108 ; à 6 h. 1/2, 39°, pouls 114 ; à 10 h. 1/4, 38°1. La
malade est mieux. Vin, bouillon, lait. Extrait d'opium,
0,20 cent. en 6 pilules.

15 septembre, 6 h. 1/2 du matin, T. A. 37°9, pouls 104.
La nuit a été très bonne, la malade se trouve bien. Même
prescription. A 3 h. 1/2 du soir. T. A. 37°9, pouls 100.
A 7 heures du soir, lavement huileux rendu 20 minutes

après et contenant quelques matières très dures et très fétides. A 8 h. 1/2, sondage, quelques gouttes d'urine seulement. A 9 heures, T. A. 38°9, pouls 120. La malade a dormi ; transpiration très abondante. A ce moment un peu de dyspnée.

16 septembre. A 3 heures du matin, T. A. 38°, pouls à 108. A 8 heures du matin, T. A. 37°6, pouls à 68 avec 12 intermittences. A 3 heures 1/2 du soir, T, A. 38°4, pouls 108. A 10 heures, 38°4 ; plus de douleurs ni de nausées. La malade se trouve bien.

17 septembre, 4 heures du matin. T. A. 37°9. A 10 heures 37,7, pouls 88. 2 heures du soir, 38°, pouls 100. On administre un lavement huileux ; l'état est excellent. Côtelette. Le pansement est renouvelé. Réunion par première intention dans toute l'étendue de la plaie. Pas de suppuration. Un peu d'érythème occasionné par l'acide phénique au pourtour de la plaie. Le ventre n'est pas douloureux à la pression.

18 septembre, 6 heures du matin. T. A. 37°4, pouls 72. Pas de selles. Lavement sans effet. Côtelette. A 7 heures 1/2 du soir, T. A. 38°6.

19 septembre, 8 heures du matin, T. A. 38° Pas de garde-robes. Huile de ricin. 4 heures du soir, T. A. 38°1. Deux évacuations abondantes. Etat excellent. A partir de ce jour, rien d'extraordinaire.

Le 20 septembre, T. A. matin 39°9 ; soir 37°7.

Le 21 septembre, T. A. matin 37°9 ; soir 38°.

Le 22 septembre, matin 37°3. Pansement. La réunion s'est maintenue, mais sur l'un des bords il s'est formé un petit abcès superficiel qui fournit un peu de pus pendant trois jours.

A partir de ce jour, plus rien d'extraordinaire à noter. La malade a pu se lever le 27, quatorzième jour de l'opération. Aujourd'hui tout est complètement terminé. Elle n'a pas eu d'hémorrhagie depuis l'opération, quoique l'époque de ses règles soit passée il y a huit jours.

C'est à la chirurgie française qu'on doit le développement méthodique de cette opération. On sait, en effet, que c'est M. Kœberlé qui, le premier, entreprit audacieument d'opérer des cas bien et dûment diagnostiqués, et que c'est le livre de M. Péan (1) qui fit adopter cette opération. L'auteur y raconte que, de 1869 à 1873, il fit neuf laparo-hystérectomies dont sept guérirent, « résultat inouï, dit M. Billroth, et certainement regardé comme impossible il y a peu de temps » ; ce livre m'imposa par l'excellente méthode qui préside au traitement, et par la modestie dont l'auteur fait preuve en préconisant cette méthode. Cette opération est sans contredit, grâce à Kœberlé et à Péan, sortie du stade des succès obtenus par hasard (Zufälligen Gellingens) pour entrer dans le stade du traitement méthodique, scientifique et artistique.

Depuis cette époque, la laparo-hystérectomie s'est davantage généralisée, et un grand nombre de chirurgiens l'ont faite, modifiant, perfectionnant la méthode, apportant parfois à son aide un matériel des plus riches. Il en est résulté que les indications opératoires qui paraissent d'abord fort limitées se sont rapidement étendues, surtout depuis que l'emploi de la méthode aseptique et antiseptique a augmenté la confiance dans la réussite de l'opération. Avant elle, on était volontiers porté à attribuer les succès des opérateurs aux caprices de leur bonne étoile, tandis qu'on sait aujourd'hui que le péritoine supporte les traumatismes les plus étendus avec la plus grande facilité et sans présenter la moindre réaction, si on le met suffisamment à l'abri de l'absorption des substances infectieuses laquelle se fait à sa surface avec une rapidité extraordinaire, et Lister a démontré la possibilité d'abriter cette séreuse contre les agents pour lesquels elle est si sensible.

La péritonite n'est donc pas, à l'heure qu'il est, si redoutable et si mortelle que le disaient Kœberlé et Dieffenbach.

Il en est résulté que les indications opératoires non-seulement se sont étendues, mais ont été aussi réglées avec plus de précision. Voici dans quels cas, d'après Henning, la laparotomie serait formellement indiquée :

1. Péan et Urdy. Hystérotomie. De l'ablation partielle ou totale de l'utérus par la gastrotomie. Paris, 1873.

1° Lorsque l'hémorrhagie utérine dépendant du fibrome, menace sans cesse, en se répétant, l'existence de la malade, et qu'elle n'a pu être arrêtée par aucun autre moyen, et enfin que d'un autre côté la tumeur est déjà si volumineuse qu'elle n'en serait pas moins une source permanente de grands troubles fonctionnels, même après la ménopause anticipée, produite d'après la méthode d'Hégar ; 2° quand la tumeur est toujours dans la période d'accroissement et comprime d'une façon dangereuse le rectum et les artères, sans que son volume puisse être diminué par une ponction, c'est-à-dire, sans qu'elle soit kystique ; 3° quand la tumeur a subi un mouvement de torsion sur son axe, de manière que l'inflammation, la gangrène ou le collapsus sont imminents ; 4° quand elle produit des douleurs intenses et continuelles ; 5° quand la malade robuste et pas trop vieille demande elle-même à être débarrassée d'une tumeur qui lui rend toute occupation impossible.

Il va sans dire que chacune de ces indications de l'opération suppose toujours que la malade n'est pas tellement épuisée qu'on ait lieu de craindre qu'elle ne puisse supporter l'opération qui, dans ce cas, serait formellement contre-indiquée.

Cette opération est évidemment beaucoup plus grave que l'ovariotomie, et il est intéressant de jeter un coup d'œil sur les accidents capables d'entraîner le plus fréquemment la mort et sur les moyens de les combattre.

L'examen de la statistique nécrologique montre qu'un assez grand nombre de malades meurent de *schok* ou de *collapsus*. A quoi est due cette dépression terrible des forces qui amène si rapidement une terminaison fatale ? Comment y remédier ? Dans quelques cas singuliers, on a vu l'état moral contribuer d'une façon indéniable à cette triste fin, et bien difficilement le chirurgien se décidera à opérer une malade découragée, abattue et très affaiblie qui attend l'opération avec appréhension et angoisses. Au lieu de rien précipiter, il s'efforcera de gagner du temps pour lui remonter le moral et relever ses forces physiques par des moyens appropriés, sans cela on observera chez la malheureuse patiente, de l'insomnie, de la diarrhée, et le pronostic se trouvera fort assombri. C'est ce qu'Atlee a observé dans un cas où il a vu périr sa malade d'une sorte d'attaque foudroyante de choléra. Ou bien encore la mort arrivera par paralysie du cœur, comme Spencer Wels en cite des exemples. D'autre part, la rapide déperdition de colorique qui peut s'effectuer par les surfaces intestinales est susceptible de plonger l'opérée dans un collapsus redoutable que les chirurgiens préviennent en élevant la température de la chambre, en enveloppant la malade de linges chauds, en se servant de spray chaud quand ils emploient la méthode de Lister, voire même en évitant de tremper leurs instruments ou leurs mains dans de l'eau froide. D'autre part, quelques auteurs considèrent que l'action prolòngée de l'acide phénique favorise le développemet du collapsus et à cause de cela ne font usage, pour la pulvérisation, que d'une solution à 1 : 200. Dans tous les cas, si cet accident n'a pu être prévenu, il faut se hâter d'intervenir en faisant à la malade des injections hypodermiques d'èther, en lui donnant, comme le conseille Esmarch, des solutions concentrées de quinine, des lavements de vin de Porto, ou même en dernière ressource, en pratiquant la transfusion du sang.

Parmi les causes qui peuvent amener le colllapsus, il faut aussi tenir un grand compte de l'étirement et de la meurtrissure des nerfs qui peuvent être lésés en assez grand nombre. Ce sont d'abord quatre troncs nerveux, dont deux de chaque côté : le spermatique et l'hypogastrique ; sans compter les nerfs spinaux et tous ceux qui vont au col de l'utérus. C'est à cela également qu'il faut attribuer en grande partie le tétanos, qui a enlevé deux fois les malades dans cette opération, et qu'on fait dépendre trop volontiers peut-être du refroidissement.

L'hémorrhagie pendant ou après l'opération a encore enlevé un certain nombre d'opérées. Pendant l'opération, il est parfois très difficile de réprimer l'écoulement de sang, et puis, dans certains cas, lorsque le pédicule est très gros on a de la peine à assurer l'hémostase complète de sa partie centrale où la pression des liens constricteurs ne se transmet pas suffisamment, à cause de l'élasticité des tissus. Après l'opération on a vu, par suite d'un mouvement brusque de la malade ou par des efforts quelconques pour tousser, pour se moucher, ou pour aller à la selle, la ligature céder et la malade périr subitement. d'hémorrhagie consécutive. Cette crainte a fait rejeter par quelques chirurgiens l'usage du catgut pour la ligature, mais on peut se mettre à l'abri de cet accident en faisant comme Olshausen des ligatures multiples du pédicule, et en plus une ligature générale. En tous cas, si on redoutait malgré cela l'emploi du catgut, on pourrait le remplacer par les fils plus résistants de magnésium qui peuvent s'enkyster et se résorber comme lui, par suite de la propriété qu'ils possèdent de s'oxyder au sein des tissus et de se transformer en magnésie.

En ce qui concerne les mesures et les précautions prophylactiques à prendre on ne saurait apporter trop de minuties. Péan, Baker, Brown, et d'autres, opèrent dans une maison spéciale, un *surgical home* tenu très proprement, bien aéré, bien exposé et situé dans un lieu salubre.

Quand on ne peut suivre cette pratique, les locaux doivent être ventilés et désinfectés radicalement, s'ils ont déjà contenu d'autres malades. Hégar fait même souffrer la salle après chaque opération, et il exige des assistants qu'ils n'aient mis de 14 jours les pieds dans une salle d'amphithéâtre, ni visité des malades atteints de scarlatine, de diphthérie ou autres maladies contagieuses; ils doivent en outre s'être lavés des pieds à la tête et ne porter que des habits désinfectés. Les éponges sont conservées pendant deux semaines dans de l'eau phéniquée et trempées avant de s'en servir, ainsi que les instruments, dans de l'eau chlorée. D'autre part, Thouton conseille de dilater le col utérin avant l'opération et de le désinfecter ; Hennig recommande bien de faire enlever les fausses dents ou les dentiers s'il en existe, et même de faire laver la bouche avec du thymol !

Les chirurgiens qui emploient le Lister trouvent cette pratique trop compliquée et s'exemptent de quelques précautions un peu excessives. C'est ce qu'a fait M. le docteur Dallas dans l'opération à laquelle nous avons assisté, et où il a employé strictement et dans ses plus petits détails la méthode antiseptique. Comme nous l'avons vu, il a fait descendre assez loin vers le pubis son incision abdominale, parce qu'il avait l'intention d'employer la méthode à laquelle Kœberlé donne le nom de *méthode par pédicule perdu.*

Dans l'emploi de la méthode extra-péritonéale, si l'incision descendait si bas, plus tard la vessie se trouverait gênée dans son développement.

Lorsque l'ablation des tumeurs fibreuses constitue une *indicatio vitalis*, elle se fait toujours quand le fibrome est *sessile*, avec l'extirpation simultanée de presque tout l'utérus et souvent aussi de l'un ou des deux ovaires. On enlève l'utérus pour éviter une hémorrhagie qui pourrait être indomptable. L'ablation des ovaires se fait toujours quand on enlève la totalité du corps de l'utérus, et la base scientifique de cette pratique résulte des deux faits suivants : une malade opérée par Péan est morte d'une hémorrhagie de l'ovaire qui avait été épargné : une autre opérée de Kœberlé (1876) dont les ovaires avaient été ménagés est morte de grossesse extra-utérine. D'autre part on a vu les ovaires donner lieu au développement d'hématomes cataminiaux lorsque la malade n'avait pas encore traversé l'âge critique.

Dans l'observation actuelle nous avons vu que no n seulement le pédicule avait été lié avant d'être coupé avec des fils doubles de fort catgut, mais qu'auparavant il avait été divisé en plusieurs petits pédicules liés isolément. Cette manière de procéder assure davantage l'hémostase. Or, il faut bien être sûr qu'elle est complète avant de se décider à abandonner complétement le pédicule sans opérer le drainage de l'espace de Douglas. Ce drainage est surtout indiqué lorsque le pédicule est très large, et alors on le fait au moyen d'un tube aseptique de grosseur médiocre qu'on place à l'angle inférieur de la plaie et dont l'extrémité externe pénètre dans une éponge imbibée d'eau chlorée ou phéniquée. Les chirurgiens qui opèrent par la méthode extra-péritonéale ont pour but de se mettre complètement à l'abri des menaces d'hémorrhagie, et de ne pas laisser dans la cavité abdominale le moignon nécrotique, mais ce procédé suppose un allongement assez grand du col utérin. Dans ce cas le pédicule est fixé dans la plaie abdominale à l'aide d'un clamp ou d'une aiguille. En tous cas, la méthode intra-péritonéale, ou mieux par pédicule perdu, simplifie beaucoup et l'instrumentation et le manuel opératoire, en outre qu'elle permet d'espérer des guérisons plus rapides.

L'opération terminée, on étanche le sang et les liquides contenus dans la cavité abdominale à l'aide d'éponges phéniquées, ou mieux de tampons antiseptiques faits avec de la gaze de Lister dans laquelle on enveloppe un petit paquet d'ouate phéniquée. Les listériens sont loin de procéder minutieusement à la toilette du péritoine parce qu'ils estiment que les liquides épanchés n'étant pas irritants par eux-mêmes, ne pouvant pas se décomposer, sont rapidement résorbés, et ne provoquent aucun accident. Une particularité digne de remarque, c'est que M. Dallas a fait séparément la suture du péritoine et celle des parois abdominales avec du fil de catgut.

Le pansement avait été fait avec le plus grand soin : toutes les pièces du pansement classique de Lister ayant été appliquées, il fut encore placé par dessus une grande quantité d'ouate salicylique à 10 pour 100. Les plis de l'aine et du ventre furent abondamment garnis de la même ouate, et le tout maintenu par de larges bandes de *lint* boraté fortement serrées. Enfin, pour surcroît de précautions, des compresses de gaze antiseptique furent appliquées sur la vulve.

Comme nous l'avons vu, lors du premier pansement opéré le 4ᵉ jour , la réunion était faite partout, le ventre n'était pas sensible, et la guérison était assurée.

Ainsi, voilà une quantité considérable de catgut abandonné dans la cavité abdominale, voilà le péritoine lui-même suturé, et tout cela s'est enkysté et résorbé sans déterminer d'accidents et sans empêcher une guérison qui ne pouvait être plus rapide, puisque la malade pouvait sortir le 15ᵉ jour, et être présentée à l'Académie de médecine, ce qui vient encore appuyer ce que nous

avancions plus haut, touchant la bénignité des péritonites traumatiques non septiques.

Comme nous le disions au début, c'est la première
opération de ce genre qui ait été faite à Constantinople,
ou plutôt, c'est la première fois qu'elle a été faite de
propos délibéré, car, un chirurgien distingué de Péra,
M. Sarrell, nous racontait qu'il avait vu un utérus enlevé
par erreur, par un de ses collègues, mort aujourd'hui.
La matrice avait été prise pour une tumeur quelconque
de la fosse iliaque, et le praticien en question en avait
débarrassé la malade sans se douter le moins du monde
de ce qu'il faisait, son erreur n'ayant été reconnue qu'à
l'examen de la pièce elle-même.

DE

L'ÉLONGATION DES GRANDS TRONCS NERVEUX

DANS LE

TRAITEMENT DES DOULEURS FULGURANTES DE L'ATAXIE LOCOMOTRICE

———

M. Debove vient de communiquer à la Société médicale des Hôpitaux l'observation fort intéressante d'un ataxique traité avec succès par l'élongation du nerf sciatique. L'année dernière le docteur C. Lengenbuch faisait connaître (Berl. Klin. Woch. n° 48 — 1879) le résultat qu'il avait obtenu par ce moyen chez un homme dont nous reproduisons ici le cas, pour pouvoir le rapprocher de celui de M. Debove.

Il s'agissait d'un négociant âgé de 40 ans et atteint de tabes dorsalis douloureux. Avec une ataxie complète il y avait des douleurs fulgurantes des quatre extrémités. On observait parfaitement le phénomène de Romberg, ainsi que les altérations typiques de la sensibilité, surtout aux extrémités inférieures. Le malade, en marchant, lançait au loin ses pantoufles sans s'en apercevoir, et ne pouvait distinguer où il posait les pieds. L'excitabilité réflexe était un peu augmentée. Le phénomène du genou faisait défaut, mais par contre on observait une mialgie notable et de l'hyperestésie de la peau, spécialement à la face antérieure de la cuisse. Les altérations nerveuses étaient beaucoup moins accentuées aux bras.

Malgré tous les moyens mis en usage, le malade était atrocement martyrisé par les souffrances, et comme elles paraissaient principalement siéger dans le domaine du nerf sciatique gauche, Langenbuch lui proposa l'étirement de ce nerf; ce qu'il accepta. L'opération fut faite le 13 septembre 1879, avec les précautions de la méthode antiseptique. Le nerf fut trouvé injecté de rouge et un peu gonflé. On pratiqua une énergique distension et après la narcose le patient se trouva délivré de ses douleurs. Naturellement à la place il y avait de la paralysie de la sensibilité et du mouvement. La plaie guérit en quelques jours et la paralysie disparut sans que les douleurs revinssent.

Le 27 septembre, la même opération fut pratiquée sur le sciatique droit et sur les deux nerfs cruraux, et le même résultat fut obtenu. Insensiblement le patient recommença à marcher de pied ferme et observa qu'il discernait parfaitement ce qu'il avait sous les pieds. Graduellement, et en un court espace de temps, il marcha parfaitement et constata avec surprise que *tout phénomène d'ataxie avait disparu*. Le malade quitta l'hôpital, mais il dut bientôt rentrer dans un autre où l'auteur put le revoir et constater que non seulement il continuait à marcher, mais qu'il ne présentait aucun trouble de la sensibilité, et aucun signe d'ataxie dans les jambes, mais il se plaignait de douleurs et de faiblesse dans les bras.

Comme on le voit, c'était là un résultat des plus inespérés et le procédé méritait vraiment d'être expérimenté, surtout si on considère d'une part la gravité de la maladie et sa résistance à toutes les tentatives de traitement, et de l'autre la bénignité de l'opération proposée. Aussi, Esmarch ne tardait-il pas à essayer ce moyen sur un sujet qui éprouvait de violentes douleurs dans les membres inférieurs et surtout dans les membres supérieurs, et chez qui l'élongation des nerfs faite dans la région axillaire amena un notable soulagement non seulement des membres supérieurs mais aussi des inférieurs.

C'est par ces précédents que M. Debove fut poussé à entreprendre la même méthode de traitement sur un ataxique, qui, depuis fort longtemps, souffrait atrocement de douleurs fulgurantes dans les membres inférieurs, qui avait également de l'incoordination des mouvements au point de ne pouvoir se tenir debout, et qui souffrait de temps à autre de violentes crises gastriques. Depuis un an, ce malade était à Bicêtre, ne pouvait quitter le lit et n'é-

prouvait quelque soulagement à ses intolérables dou-
eurs que lorsqu'on lui pratiquait des injections hypodermiques de morphine. Dans ces conditions, l'élongation
du sciatique gauche fut pratiquée par M. Gillette, qui,
après avoir mis le nerf à nu l'étira assez fortement à trois
reprises, à l'aide d'une pince. Le malade fut immédiatement soulagé, et depuis un mois que l'opération a
été pratiquée, ce malade, qui depuis 10 ans, souffrait
horriblement, est complètement délivré de ses douleurs
et bien plus, les crises gastriques qui le tourmentaient
parfois ont été considérablement amendées.

En ce qui concerne l'explication théorique de ces
faits, M. Debove admettrait volontiers qu'il s'agit d'une
action sur le système nerveux central. Quoi qu'il en
soit, le procédé semble mériter d'être mis en pratique,
surtout dans les cas où la maladie est encore limitée aux
nerfs périphériques.

LE

BACILLUS MALARIÆ

La découverte d'un nouveau monde d'organismes microscopiques ou microbes, agents de fermentations et de maladies particulièrement contagieuses, infectieuses et épidémiques, a d'autant plus vivement sollicité l'attention universelle, qu'elle semblait devoir favoriser davantage l'ascension de la médecine vers la transformation des hypothèses les plus hasardées en réalités incontestables. On se flattait qu'elle exercerait une influence des plus fécondes sur l'évolution de la médecine hippocratique, résumée en ces termes : « la tendance de la vie est la santé; les maladies sont le résultat des agents extérieurs qui la troublent et l'altèrent. La première indication à remplir est d'éloigner ces agents, de s'en préserver et d'en combattre les nocivités. »

Un avenir brillant serait donc réservé à l'hypothèse des causes animées servant à expliquer la genèse des maladies. Dans ce combat que les nouvelles doctrines livrent aux anciennes, l'action s'étend chaque jour davantage. Hier c'était le charbon, puis les accidents des plaies, aujourd'hui ce sont les maladies infectieuses, et la lutte se poursuivra tant que la réalité n'apportant pas de démonstrations indéniables, le progrès ne sera pas accompli.

Il est intéressant de suivre pas à pas les diverses phases de cette résistances des différentes théories contre les attaques vigoureuses de la pathologie animée. Aujourd'hui nous voulons enregistrer la seconde période, la période de combat, que traverse l'application de cette doctrine à l'explication de l'étiologie de la malaria.

Pour la plupart des auteurs, la malaria est un agent matériel ou pondérable, un miasme, comme M. Jacquot, entre autres, l'a défendu avec un rare talent ; pour les uns, c'est un miasme maremmatique, et pour les autres, M. L. Colin en tête, c'est un miasme tellurique. Pour quelques auteurs, le miasme est produit par la vie de quelques végétaux spéciaux (*anthoxanthum odoratum* ; *rhizophora mangle*). Cette opinion ne date pas d'aujourd'hui, car Varron attribuait déjà la fièvre intermittente à des animalcules qui s'introduisaient dans le corps par la bouche, et l'influence de ces animalcules passa dans tout le moyen-âge. Lemaire en 1864, avait attribué l'intoxication de la malaria à l'absorption de débris d'organismes inférieurs ; Salisbury admet que ce sont des algues de l'espèce *Palmella Gemiafma* qui produisaient la maladie. Binz au contraire est venu soutenir dans ces dernières années la même opinion que Varron, en prétendant que l'intoxication était produite par l'entrée en masse dans le sang d'animalcules vibrioniens.

Tel était l'état de la question lorsque Klebs, et ensuite Tommasi Crudeli vinrent annoncer la découverte du *Bacillus Malariæ*. Marchiafava, Schiamanna, Cuboni, et Ferraresi, ont continué leurs recherches et viennent d'en publier les résultats (1) que voici :

1. Le bacillus décrit par Tommasi et Klebs sous le nom de *bacillus malariæ*, a été constamment retrouvé dans toutes les terres romaines à malaria examinées, et on l'y a rencontré dans ses divers stades de développement. (Cuboni).

2. Les cultures faites dans l'urine de terres recueillies sur les bords de l'étang d'Ostia, ont constamment donné lieu au développement des Bacilli, tandis que les cultures faites dans des conditions identiques avec des terres non malariques, entre autres celles du Lac Majeur, ont été sans résultat. (Cuboni).

3. Dans la saison d'été, la présence en grande quantité du bacillus malariæ, a pu être constatée dans la sueur du visage et des mains des personnes qui étaient restées longtemps au soleil dans le voisinage de l'étang d'Ostia. (Cuboni.)

4. Dans le sang des fiévreux, tiré soit de la veine soit des capillaires cutanés, ou aspiré directement de la rate au moyen de la seringue de Pravaz durant l'acmé de la fièvre,

---

1. *Gazetta medica di Roma.* Ann. VI, nº 24.

comme l'a proposé et exécuté le premier l'un d'eux
(Sciamanna), on a constamment trouvé des spores en plus
ou moins grande quantité. (Marchiafava, Ferraresi et Sciamanna).

5. Dans une culture faite dans la colle de poisson avec du
sang aspiré directement de la rate, (Cuboni, Ferraresi,
Sciamanna), et dans une autre culture faite dans l'urine
avec la pulpe splénique d'un individu mort de fièvre perni-
cieuse (Marchiafava, Ferraresi, Sciamanna), on a obtenu le
développement d'une grande quantité des bacilli décrits
par Tommasi Crudeli et Klebs ; tandis que dans de semblables cultures faites avec la rate de personnes non affec-
tées de la fièvre, on n'a obtenu que des résultats négatifs.
(Cuboni).

6. Chez les chiens, soit par l'introduction dans la trachée, au moyen d'une petite piqûre, de quelques gouttes
d'eau d'Ostia, ou du liquide aspiré de la rate des fiévreux
(Sciamanna), soit par l'introduction sous la peau ou dans la
cavité péritonéale d'une certaine quantité de sang défibriné
des fiévreux, on a obtenu divers accès de fièvre, et une fois,
une forme subcontinue qui a cédé à des injections sous-
cutanées de quinine.

7. Dans le sang extrait aux fiévreux pendant la période
d'invasion de l'accès, on a trouvé des sporules isolés de
forme ovalaire ou en voie de division, ou divisés et réunis
par un filament subtil et homogène, doués d'un mouvement
oscillatoire rapide et d'une vraie locomotion. En outre, on
a trouvé des formes de bacilli de diverses longueurs (1, 2 ou
3 fois le diamètre des globules rouges) douées de mouvement très rapide soit de flexion soit en zig-zag, mais toujours de locomotion. Ces organismes ont un aspect homogène, soit uniforme, soit terminé aux deux extrémités par de
légers gonflements qui ont l'apparence de sporules (*bacilli
sporuliferi*). Le nombre de ces formes est variable ; dans
trois cas il s'en est trouvé jusqu'à 8 ou 10 dans le champ du
microscope.

Nous devons cependant noter ici que de semblables formes bacillaires se sont rencontrées, après un examen plus
attentif, dans le sang des personnes atteintes de malaria
dans l'acmé de la fièvre, et que même dans le sang de personnes non atteintes de malaria en apparence, mais vivant
à Rome, on a constaté la présence de sporules semblables à
ceux des fiévreux, ainsi que chez des malades de l'hôpital.
apyrétiques, et qui ne souffraient point de fièvre intermit-

tente, mais jamais on n'en a trouvé en si grande quantité que chez les individus fiévreux, au commencement de l'accès ou dans l'apyrexie qui précède l'accès.

D'autre part, le Dr Poletti vient déclarer qu'il a rencontré le fameux bacillus tel que l'ont décrit Klebs et Tommasi dans le sang d'un de ses malades atteint de fièvre intermittente.

Eh bien ! malgré ces constatations de naissance et ces certificats d'origine, voici que l'existence du micro-organisme est mise en doute. En effet, le professeur Guido-Baccelli a entrepris une série de recherches sur le sang de 140 malades atteints de malaria, desquelles il résulte que dans *aucun cas* il n'a pu rencontrer le bacillus malariæ de Klebs. De là des discussions qui font au delà des Alpes d'autant plus de bruit que l'illustre professeur de Rome a sur ce sujet une plus haute compétence et que tout le monde connaît la rigueur et le soin qu'il apporte dans ses recherches expérimentales.

Tous ces faits ne semblent pas devoir nous mettre encore à même de déterminer d'une manière définitive la nature du miasme malarique; néanmoins, si les résultats annoncés sont peut-être prématurés, ils ouvrent cependant une nouvelle voie à l'observation et aux recherches. Espérons que la sagacité et le génie expérimental des observateurs viendront bientôt nous apporter une solution définitive.

DU TRAITEMENT

DE

L'ASTHME BRONCHIQUE

PAR L'ÉLECTRICITÉ

———

Les traités de pathologie donnent, pour la plupart, la description de nombreuses formes d'*asthme*, selon que l'existence de ce phénomène se rattache à certaines lésions ou modifications du parenchyme pulmonaire ou du centre circulatoire. La découverte des muscles des bronches et de leur contraction expérimentale à la suite d'une irritation du nerf vague, n'a pas peu contribué à permettre d'établir une distinction et de classifier ces différentes formes. Le *cum hoc ergo propter hoc* de certains anatomistes n'a plus aujourd'hui de crédit en ce qui concerne l'asthme bronchique, et ce nom est aujourd'hui exclusivement réservé pour le cas où elle est la conséquence de l'irritation du nerf vague, se produisant soit à son origine, soit sur son trajet, soit encore par l'irritation d'autres fibres nerveuses que les siennes agissant par voie réflexe sur ses propres fibres.

Quelque opinion qu'on se fasse sur la nature de cette maladie, il est impossible de refuser à l'élément nerveux la plus large part dans cette affection et de méconnaître son caractère convulsif. Aussi, en présence des succès obtenus par l'électrisation dans le traitement d'un grand nombre de névroses, on devait s'attendre à voir employer ce moyen contre l'asthme également. Il y a bien eu, en effet, quelques tentatives dans ce sens, mais si timides et si rares, que la question de l'efficacité de ce mode de traitement et de la manière de l'appliquer sont encore *sub judice*. Il y a quatre ans, nous avons publié trois observations de traitement d'asthme essentiel, par la faradisation douloureuse de la peau. M. Richard Schmitz vient de faire connaitre, dans le *Deutsche med. Wochensch.*, le cas d'un malade, âgé de 40 ans, qui souffrait depuis huit ans, d'accès nombreux et répétés et qu'il a traités avec succès par les courants galvaniques. Au moment où il employa ce traitement, préconisé déjà par Schäffer (de Brême), la maladie avait redoublé d'intensité, et depuis trois jours et trois nuits le malheureux patient, assis sur une chaise, n'avait pu goûter aucun repos ; en outre, les moyens habituels de traitement n'avaient produit aucun résultat. Comme à différentes reprises on avait remarqué que chaque attaque d'asthme était précédée d'un catarrhe qui envahissait successivement le larynx, la trachée et les bronches, on pensa que le gonflement de la muqueuse respiratoire pouvait comprimer, dans son trajet, le nerf pneumo-gastrique, aussi pensa-t-on qu'il fallait diriger de ce côté le traitement, en appliquant des courants induits le long du nerf vague.

La première séance eut lieu à 8 heures du soir ; on appliqua les électrodes sur les côtés du cartilage thyroïde, jusqu'à l'extrémité interne du sterno-cléido-mastoïdien. Le courant, d'abord faible, fut renforcé progressivement. La séance dura neuf minutes, et déjà le malade en éprouva quelque soulagement, si bien qu'il put goûter le sommeil pendant la plus grande partie de la nuit.

Le lendemain et les jours suivants, on fit deux séances par jour, de quinze minutes de durée ; le mieux se maintint, et, au bout de douze séances, le malade se trouva délivré et de ses accès d'oppression et des râles qui encombraient sa poitrine.

Il est vrai que, depuis son retour à Hambourg, le malade a été atteint d'une nouvelle attaque d'asthme qui guérit, cette fois, sans l'emploi de l'électricité. Il n'en est pas moins établi que les courants induits ont eu une action efficace, sinon sur la maladie elle-même, au moins sur sa manifestation la plus pénible.

Parmi les observations qui nous sont personnelles, les malades, dans deux cas, étaient des confrères, dont l'un a publié lui-même la relation de la guérison, au moins momentanée, de son affection. Dans le premier cas, notre confrère souffrait depuis 6 mois d'une façon presque continuelle. Les accès étaient accusés par une dyspnée fort intense, par une anxiété considérable, avec des points névralgiques vers l'angle inférieur de l'omoplate. Il s'y ajoutait des sifflements de la poitrine, un état larmoyant des yeux et des accès de toux sans expectoration.

Un grand nombre de moyens avaient été employés sans succès, parmi lesquels, en dernier lieu, les inhalations de chloroforme qui amenaient bien un amendement léger, mais de courte durée. Lui rappelant les excellents effets obtenus par l'électrisation dans le traitement des névroses en général, nous lui conseillâmes de tenter le même moyen pour combattre l'attaque. Voici de quelle façon nous procédâmes à son application :

Nous nous servîmes de l'appareil portatif à induction de Tripier. Les électrodes furent placés au courant induit ou de second ordre de la bobine à fil long et fin, en lui conservant toute sa tension ; le trembleur fut disposé de façon à donner des intermittences très rapides ; à l'électrode positif fut adapté un réophore humide en charbon, et à l'électrode du pôle négatif, le balai métallique.

La peau ayant été préalablement desséchée avec de la poudre d'amidon, le réophore en charbon fut placé sur le sein droit, tandis que le balai était rapidement promené sur toute la surface de la poitrine. Comme cette faradisation était très douloureuse, l'anxiété sembla augmenter pendant les premières secondes, mais, au bout de 5 à 6 minutes, coupées par des intervalles nombreux de repos indispensable, la poitrine se dilata plus facilement, l'inspiration devint plus large et la toux spasmodique elle-même s'amenda un peu. Une deuxième application eut lieu après un quart d'heure de repos, qui fit complètement disparaître l'accès.

Cette amélioration se maintint jusqu'au lendemain soir, où survint une nouvelle attaque qui fut conjurée de la même façon ; le troisième jour, à la même heure, survint un autre paroxysme que la faradisation fit avorter totalement. Pendant quelques jours, la faradisation douloureuse de la peau fut continuée, quoique les accès dyspnéiques ne se fussent pas reproduits. Mais comme la respiration restait encore fatiguée, notre confrère fit l'acquisition d'un appareil pneumatique portatif de Waldenbourg, à l'aide duquel il eut également raison de la gêne qui lui restait encore, en faisant tous les matins, pendant quelques instants, une séance de respiration d'air comprimé.

Dans les deux autres cas, le même procédé fut mis en pratique, mais le résultat ne fut aussi heureux que sur l'un d'eux. Chez le troisième, la première application procura bien une certaine amélioration momentanée, mais le malade ne put supporter la douleur vraiment considérable du balai électrique, et eut recours à l'appareil de Waldenbourg, dont il retira, du reste, un assez grand bénéfice. On comprend assez facilement le grand soulagement que la respiration d'air comprimé peut procurer aux asthmatiques. L'obstacle modéré qui, chez eux, s'oppose à la respiration, est compensé par la plus forte tension des gaz respirés qui facilitent mécaniquement l'hématose.

En somme, voici trois résultats affirmatifs qui sembleraient indiquer la possibilité de faire avorter l'attaque présente, ce qui est souvent un grand point, peut-être aussi celle de prévenir dans une certaine mesure les attaques à venir, ce qui est plus problématique.

Maintenant à quel mode d'électrisation doit-on donner la préférence ? Au moment de l'accès, la faradisation douloureuse de la surface cutanée à l'aide du balai électrique, nous parait devoir exercer une action plus énergique et plus sûre. Mais ce procédé constitue un moyen dont tous les malades ne s'accommodent pas facilement à cause des douleurs qu'il produit, et d'autre part son application est plus difficile que celle des courants galvaniques. Ces derniers sont sans doute préférables en dehors des attaques, ou quand celles-ci sont légères, et enfin leur action doit être d'une durée plus longue.

Il nous a paru intéressant de nous arrêter sur ce sujet, pour le double motif que l'emploi de l'électricité dans le traitement de l'asthme est presque totalement délaissé, et en second lieu que la plupart des remèdes conseillés contre cette affection sont incertains ou impuissants.

TABLE DES MATIÈRES

FIN DU TOME 1

PARIS. — IMP. V. GOUPY ET JOURDAN, RUE DE RENNES, 71.